MEISTER DER HEILKUNDE

HERAUSGEGEBEN VON
PROFESSOR DR. MAX NEUBURGER

BAND 6
MAXIMILIAN STERNBERG/JOSEF SKODA

WIEN
VERLAG VON JULIUS SPRINGER
1924

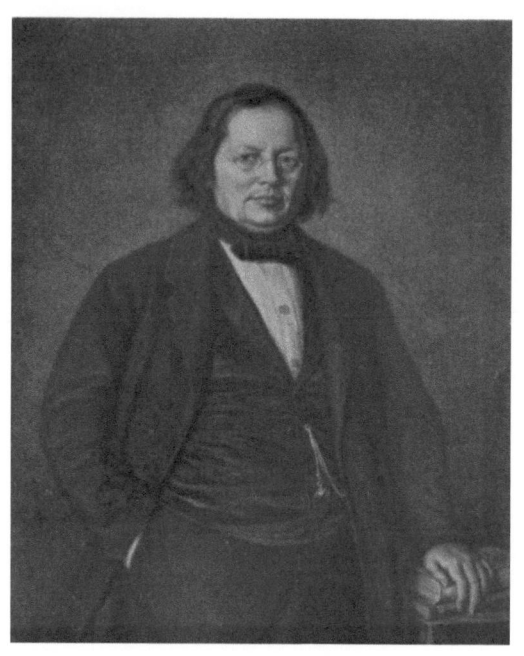

JOSEF SKODA

VON

MAXIMILIAN STERNBERG
DR. MED. UNIV., a. o. UNIVERSITÄTSPROFESSOR, PRIMARARZT DES KRANKENHAUSES
WIEDEN IN WIEN

MIT EINEM BILDNIS JOSEF SKODAS

WIEN
VERLAG VON JULIUS SPRINGER
1924

ISBN 978-3-7091-9605-2   ISBN 978-3-7091-9852-0 (eBook)
DOI 10.1007/978-3-7091-9852-0

ALLE RECHTE, INSBESONDERE DAS DER ÜBERSETZUNG
IN FREMDE SPRACHEN, VORBEHALTEN.
SOFTCOVER REPRINT OF THE HARDCOVER 1ST EDITION   1924

Die medizinische Klinik in Wien um 1830.

Vor hundert Jahren bestanden in Wien drei Kliniken, an denen die innere Medizin gelehrt wurde: die **Medizinische Klinik für die Studierenden der Medizin und höheren Chirurgie**, die **Medizinische Klinik für die niedere Kategorie der Wundärzte** und die **Medizinische Klinik an der Josefinischen Akademie** (einer Bildungsanstalt für Militärärzte). Im Jahre 1831 wurde noch eine **Klinik für den niederen Kurs der Feldärzte** an dieser Akademie errichtet. Der Unterricht erfolgte nach vorgeschriebenen Lehrbüchern und wurde von dem ersten Direktor des medizinischen Studiums und Präses der medizinischen Fakultät, dem kaiserlichen Leibarzte **Dr. Andreas Josef Freiherrn von Stifft** (1760—1836) mit peinlicher Genauigkeit überwacht. Nach dem Befehle des Kaisers Franz mußten die Professoren darauf bedacht sein, ohne „Grübeleien" die gute alte Tradition festzuhalten. Wer sich erkühnte, selbstständig zu denken, wurde strafweise mit einem Hungergehalt pensioniert; an der Wiener Universität der Kunsthistoriker **Fesl** und der Philosoph **Leopold Rembold** mit 700 Gulden jährlich, an der Prager Universität der Professor der Theologie **Bernard Bolzano**, berühmt als Mathematiker und Philosoph, mit 300 Gulden.

Die Klinik für Mediziner leitete seit dem 13. Januar 1819 bis zum 3. Juli 1828 **Johann Nepomuk von Raimann** (1780 bis 8. April 1847). Seine gute Gesinnung und Eignung für das Lehramt war offensichtlich dadurch gewährleistet, daß er der Schwiegersohn Stiffts war. Schon als Vorstand der Klinik „für die niedere Kategorie der Wundärzte" hatte er ein Handbuch der speziellen medizinischen Pathologie und Therapie verfaßt, das später noch viele Auflagen erlebte. Als Kliniker „für Ärzte" mußte er in der würdigeren lateinischen Sprache vortragen und schreiben und ließ 1829 die „Institutiones generales ad praxim clinicam" erscheinen. Darin verlangte er bei der Untersuchung der Respiration „percussione ad modum Auenbruggeri, stethoscopo Laennecii probe examinare" (S. 42), allerdings ohne die gleiche Forderung für die Untersuchung des Kreislaufs aufzustellen. Es war eben nicht zu vermeiden, daß ein Kliniker der neuen Untersuchungsmethode der Perkussion und Auskultation mindestens Erwähnung tue. Diese Methode hatte in Frankreich und England gewaltiges Aufsehen gemacht und schon 1823 einen Berliner Arzt, C. J. Lorinser, zur Abfassung einer „Lehre von den Lungenkrankheiten" veranlaßt. Eine solche kluge Konzession an den Zeitgeist, die den Verfasser ohne viel Mühe als einen umfassend gebildeten und mit der neueren Forschung fortschreitenden Arzt erscheinen ließ, sah man „höheren Orts" nicht ungerne. In der Klinik wurde die neue Methode weder geübt noch gelehrt.

Nachdem Raimann, der übrigens zugleich ein gewissenhafter Direktor des Allgemeinen Krankenhauses war, vom Lehramte zurückgetreten und kaiserlicher Leibarzt geworden war, folgte ihm Phil. Karl Hartmann und diesem im Jahre 1830 Franz Xaver von Hildenbrand (geb. 1789), der Sohn Johann Valentin von Hildenbrands, der von 1807 bis 1818 klinischer Lehrer in Wien gewesen war.

Beide Nachfolger Raimanns galten als gelehrte Leute; auf die Geistesrichtung beider konnte man das Wort eines neueren Geschichtsschreibers der Philosophie anwenden, daß ihnen Ideen wichtiger waren als Tatsachen, Gedanken bedeutungsvoller als Beobachtungen.

F. X. v. Hildenbrand beschäftigte sich eifrig mit beschreibender Botanik, einer am kaiserlichen Hofe beliebten Wissenschaft, und verfaßte eine Monographie der Flechten Österreichs. Er hielt auf den Zusammenhang der Medizin mit der allgemeinen Naturwissenschaft, oder, genauer gesagt, mit dem, was man damals vielfach darunter verstand, und ließ in diesem Gedankengange 1831 eine Schrift erscheinen „Animadversiones in constitutionem morborum stationariam eiusque cum siderum laboribus necessitudinem".

Die Erforschung der „**stationären Krankheitskonstitution**" der Bewohner eines Ortes oder einer Gegend und deren Änderungen durch kosmische und tellurische Einflüsse erachteten damals die wissenschaftlich strebenden Ärzte Wiens als eine ihrer vornehmsten Aufgaben.

Man stellte sich unter der allgemeinen „stationären Krankheitskonstitution" oder „Krankheitsgenius" eine Art von überindividueller Einheit vor, einen transzendenten Träger der Krankheitserlebnisse der einzelnen Glieder des Volkes, der mit dem Wechsel der Jahreszeit, also unter dem Einflusse der Bewegungen der Gestirne, allmähliche Veränderungen erfahren oder plötzlich zu einem „**Genius epidemicus**" werden konnte. Er sollte den Krankheitsverlauf des einzelnen beeinflussen und ihm den „allgemeinen Krankheitscharakter" aufprägen. Dieser Gedanke war zuerst von Thomas Sydenham (1624—1689) als Fortbildung hippokratischer Lehren aus der Beobachtung von Gleichförmigkeiten im Krankheitsverlaufe bei Epidemien empirisch abgeleitet, dann von Maximilian Stoll (1742—1788) in Wien etwas erweitert worden, und ist in den Dreißigerjahren des neunzehnten Jahrhunderts allmählich zur Vorstellung eines jeweilig herrschenden transzendenten Urbildes der einzelnen Erkrankungen, zu einer Art von Platonischer Idee geworden, der man eine empirische Realität zuschreiben zu dürfen glaubte.

Diese Lehre wurde in zahllosen Abhandlungen jener Zeit mit der größten Ausführlichkeit erörtert und mit einem Schwall von Redensarten bewiesen, die durch lateinische und griechische Fremdwörter einen höchst gelehrten Eindruck hervorriefen.

Hildenbrand erörterte die Entstehung der Cholera folgendermaßen (Medizinische Jahrbücher des k. k. österr. Staates, Bd. 27, 1839, S. 594):

„Zu Ende des Jahres 1830 hatte sich die Influenza in ihrem epidemischen Zuge von Osten nach Westen ausgezeichnet bemerkbar gemacht. Ihr folgte in dem nämlichen Zuge von Osten nach Westen die große Familie der Wechselfieber, die zuerst mit gastrischer Complikation auftraten und später in nervöser Richtung fortschritten. Die Cholera traf daher schon einen vorbereiteten Boden, um an homogene tellurische Potenzen und propädeutische Ausbildungen anzuknüpfen".

Der Assistent der internen Klinik „für Wundärzte" an der Universität, Dr. Josef von Zlatarovich, später (1840—1848) Professor der allgemeinen Pathologie und Therapie am Josefinum, ließ 1834 eine Monographie erscheinen: „Geschichte des epidemischen Katarrhs (Influenza, Grippe), welcher im Frühjahr 1833 in Wien grassierte und über sein Verhältnis zum stationären Genius der Krankheiten."

Darin lesen wir folgende Darstellung (S. 51 ff.):

„Durch einen Zeitraum von zwanzig Jahren — von 1790 bis 1811 — war ein asthenisch-nervöser Genius stationär und allein herrschend. Lebensschwäche war in allen Krankheiten vorwaltend und „Erregen" war das Losungswort der damaligen Ärzte... Schon im März und April 1800 herrschte in Wien (und ganz Deutschland) eine Katarrhal-Epidemie, von welcher mehr als die Hälfte der Einwohner ergriffen wurde. Das Übel trug mehr den asthenisch-nervösen, und nur in seltenen Ausnahmen den entzündlichen Charakter an sich, ging häufig in eine Intermitt. tert. dupl. über und löste sich meistens durch Schweiß... Endlich gewann das allgemeine Leben, nachdem es durch zwanzig Jahre in einer Art Winterschlaf gelegen und sich größtenteils passiv gegen die äußeren schädlichen Einflüsse verhalten hatte, wieder mehr Kraft und Tätigkeit; auf jeden Angriff von außen erfolgte wieder Reaktion, die irritable Sphäre des Organismus erhielt die Oberhand, und aus dem Schlamme der Pituita sah man im Jahre 1811 einen entzündlichen Genius kräftig emporsteigen. Dieser nun auftauchende Genius zeigte von nun an seinen mächtigen Einfluß auf alle Arten von Krankheiten, auf ihre Verlaufsweise, Entscheidungen, Dauer, Ausgänge usw., und jeder rationelle Arzt, der mit offenen Augen nicht blind war, mußte in seiner Behandlungsart der neuen Regel, die die Natur diktierte, folgen. Große und häufige Blutentleerungen, antiphlogistisch schwächende, kühlende Mittel aller Art verdrängten die bisher so beliebten erregenden, und Weh dem Arzte, der der Natur zum Trotz sich noch immer zu Browns Schule bekannte. Zehn Jahre ungefähr weilte dieser gute Genius, und schon 1821 fing ihn an ein biliöser zu verdrängen..., daß sich im Winter und Frühjahr 1833 die entzündliche Jahreskonstitution so mächtig und erfolgreich gegen den stationären Genius erhob, daß es den Anschein gewann, als sei der gastrisch-nervöse Genius seinem Erlöschen nahe, und als wenn uns nächstens wieder ein inflammatorischer bevorstünde. Deutlich trug unsere neueste Influenz-Epidemie, die nach einem Zeitraume von dreißig Jahren wieder erschien, das Gepräge dieses Kampfes zwischen dem Genius annuus und stationarius. In der ersten Hälfte, im Monat April nämlich, zeigte sie sich offenbar entzündlich, obwohl auch da in der Totalität der Einfluß des stehenden Charakters nicht ganz zu verkennen war; je mehr sie sich aber gegen den Sommer zog, desto mehr gewann der stationäre Genius die Oberhand, verdrängte das Entzündliche allmählich und drückte der ganzen Krankheit seinen Stempel auf. Und daher also kommt es, daß sich die Epidemie im Mai ganz anders gestaltete."

Wir begnügen uns mit den Äußerungen der beiden offiziellen Vertreter der Kliniken.

Man darf nicht glauben, daß dieses Spiel mit Worten und abstrusen Ideen, diese Übertragung von Gleichnissen auf wirkliche Vorgänge, diese Personifikation von Abstraktionen und diese Erklärungen aus einem Nichts von Worten und Phrasen eine Eigentümlichkeit der Wiener Schule von 1830 gewesen seien. Wir finden die gleichen Eigenschaften in den meisten medizinischen Schriften jener Zeit wieder, die in deutscher Sprache erschienen sind.

Was insbesondere die Lehre vom stationären, annuären und epidemischen Krankheitsgenius betrifft, die einen abstrakten Kollektivbegriff zu einem die einzelnen Personen bestimmenden Faktor gemacht hatte, war sie keineswegs in der Wissenschaft vereinzelt.

Kein Geringerer als Kant hatte die Idee eines überindividuellen Allgemeinbewußtseins im „Bewußtsein überhaupt" ausgesprochen. Freilich hatte er damit nur einen Hilfsbegriff, eine „regulative Idee", aufgestellt, um für die objektive Allgemeingültigkeit der apodiktischen Erkenntnisse eine Unterlage zu haben. Aber die Aufstellung solcher Fiktionen hat bei seinen philosophischen Nachfolgern allmählich zu Dogmen geführt. Fichte hat das unbedingt selbstschöpferische Ich, Schelling das über den Gegensatz von Natur und Geist erhabene Absolute konstruiert und die gewöhnlichen Naturphilosophen jener Tage haben einfach an ihrem Schreibtische die Natur konstruiert.

Die Meinung, daß in Epidemiezeiten die Konstitution des einzelnen durch die herrschende „annuäre Krankheitskonstitution" in mystischer Weise verändert werde, erhielt sich bis in die Mitte des XIX. Jahrhunderts. In diesem Gedankengange durfte man in Cholerazeiten keine abführenden Medikamente verordnen, weil es den herrschenden Genius allzu gefährlich gemacht hätte. Ferdinand Hebra hielt es für nötig, die Absurdität dieser Lehre nachzuweisen, indem er in der Gesellschaft der Ärzte in Wien berichtete, daß er auf seiner Klinik während der Choleraepidemie zahlreiche Kranke mit Zittmannschem Dekokt ohne irgendwelche abnormen Reaktionen behandelt habe.

Auch das XX. Jahrhundert ist nicht abgeneigt, gewisse Erscheinungen des Massenlebens durch die Annahme von überindividuellen Realitäten zu erklären, wie durch ein „Gesamtbewußtsein", eine „Volksseele" und ähnliches. Im Sprachgebrauche der sogenannten „Gebildeten" hat sich noch der „allgemeine Gesundheitszustand" erhalten und eine dunkle Vorstellung, daß davon der eigene in geheimnisvoller Weise beeinflußt sein könnte.

Für Franz Xaver von Hildenbrand war aber die Lehre von der herrschenden Krankheitskonstitution eine der Grundlagen des ärztlichen Denkens und Handelns, er erfüllte also nach seiner Überzeugung nur seine beschworene Pflicht, wenn er den Kandidaten Josef Skoda, der, wie es scheint, dafür nicht das rechte Verständnis hatte, im Examen durchfallen ließ. Adolf Kussmaul berichtet uns davon in seinen Jugenderinnerungen (S. 352), auch erzählt er, daß Hildenbrand noch in späteren Jahren der Meinung war, Skoda tauge nicht zum Kliniker.

Skodas Jugend und Lehrjahre. Seine Familie. Der Einfluß Rokitanskys.

Josef Skoda wurde am 5. Dezember 1805 in Pilsen als Sohn eines Schlossers geboren. Er schrieb seinen Namen stets „Joseph Škoda", das Š mit einem Haken („háček") oben, welches Zeichen im Tschechischen bedeutet, daß Š wie Sch zu lauten hat. In dem selbständig erschienenen Werk Skodas ist der Haken auf dem S in allen Auflagen vorhanden. Demnach ist der Name „Schkoda" auszusprechen.

Die Eltern Skodas lebten in ärmlichen Verhältnissen, hatten aber doch viele Jahre einen Garten, den der Vater mit Sorgfalt pflegte. Josef Skoda hing an ihnen und an seinen Geschwistern mit großer Liebe; als er einigermaßen zu Einkommen gelangt war, unterstützte er sie. So sandte er den Eltern im Jahre 1846 monatlich 30 Gulden Konventionsmünze.

Die Kinder des Ehepaares Skoda waren durchwegs begabt.

Ein älterer Sohn, Franz (1802—1888), hatte Medizin studiert, wurde Stadtarzt in Pilsen, 1841 Kreisarzt in Klattau, später Kreisarzt in Pilsen, endlich Landessanitätsreferent von Böhmen. Er veröffentlichte verschiedene Arbeiten sanitäts- und veterinärpolizeilichen Inhalts und hat in seinen amtlichen Stellungen viel Gutes geleistet. Mit dem Hofratstitel bekleidet und geadelt, lebte er zuletzt im Ruhestande in Wien. In der „Gesellschaft der Ärzte" galt er als Autorität in hygienischen Fragen und hat dort auf die Angelegenheiten der Wasserversorgung Wiens sehr glücklichen Einfluß genommen.

Ein jüngerer Sohn, Johann, erlernte das Schlossergewerbe und arbeitete sich im Maschinenbau von der untersten Stufe zum großen Industriellen hinauf. 1846 fuhr er noch als Lokomotivheizer. Später gestaltete er die Schlosserwerkstätte des Vaters in Pilsen, von seinem

Bruder Josef materiell gefördert, zu den „Skoda-Werken" um, die es zu Weltruf gebracht zu haben.

Josef Skoda absolvierte die zu jener Zeit üblichen sechs Klassen des Gymnasiums und zwei Jahrgänge „Philosophie" in Pilsen. Schon als Gymnasiast war er genötigt, seinen Unterhalt durch Unterrichtsstunden zu beschaffen. Wegen der knappen Verhältnisse des Elternhauses sollte er der raschen Versorgung halber den geistlichen Stand ergreifen, obwohl er sehnlichst wünschte, Medizin zu studieren wie sein älterer Bruder Franz.

Eine glücklicher Zufall machte dies möglich. Sein Bruder Franz gab in Wien im Hause eines Fabrikanten Bischoff Unterrichtsstunden. Die Dame wollte nach Karlsbad reisen, hörte, daß Franz einen jüngeren Bruder in Pilsen habe, und versprach, diesen zu besuchen, was sie auch wirklich ausführte. Josef gefiel ihr sofort und als er klagte, daß er aus Mangel an Mitteln statt des Studiums der Medizin in ein Kloster eintreten sollte, lud sie ihn ein, bei ihr in Wien zu wohnen. So wanderte Skoda in sechs Tagen zu Fuß von Pilsen nach Wien.

Seine Lage besserte sich übrigens nicht wesentlich, als er in Wien Medizin studierte. Auch hier war er während seines Studiums Hofmeister in verschiedenen Häusern. Daß er darum weniger eifrig die Vorlesungen besucht haben mag, war für ihn sicherlich nicht von Nachteil. Denn er studierte eingehend Mathematik und Physik, vorwiegend aus Büchern, gewann dadurch seine gründlichen Kenntnisse in der Akustik, ohne die er sein großes Reformwerk nicht hätte schaffen können, und bildete die Klarheit und Schärfe seines Denkens aus, die später so viel bewundert worden ist. Als er bei Andreas Baumgartner (1793—1865, später Freiherr v.) eine Prüfung aus Physik ablegte, bestand er sie so glänzend, daß der Examinator ihm riet, sich gänzlich der Mathematik zu widmen. Dieser bedeutende Mann, später Direktor der kaiserlichen Porzellanfabrik, dann der Tabakfabriken,

Minister der öffentlichen Arbeiten, Handelsminister, Leiter des Finanzministeriums, Präsident der Akademie der Wissenschaften, blieb Skoda seitdem dauernd gewogen.

Am 16. Juli 1831 wurde Skoda zum Doktor medicinae promoviert und ging hierauf als Choleraarzt nach Böhmen, um seinen Bruder abzulösen.

Dort, in der Praxis am Krankenbett, mag er die Mängel seiner Kenntnisse und den Tiefstand der Medizin überhaupt erkannt haben. Denn er kehrte im folgenden Jahre nach Wien zurück und trat unter harten Entbehrungen als unbesoldeter Sekundararzt in das berühmte Allgemeine Krankenhaus ein, um zu lernen. Auch hier erlebte er zunächst noch Enttäuschungen. So bewarb er sich 1833 um die Assistentenstelle bei der Lehrkanzel für gerichtliche Medizin — vergebens.

Diese Bewerbung war vielleicht durch das tiefe Interesse für pathologische Anatomie veranlaßt, das ihn erfaßt hatte. Der junge Karl Rokitansky (19. Februar 1804 bis 23. Juli 1878) war damals als Prosektor des Allgemeinen Krankenhauses tätig und schuf in unablässiger Arbeit die Grundlagen dieser Wissenschaft. Konnte Skoda nicht selbst mit dem Seziermesser dem Tode seine Geheimnisse abringen, so war er wenigstens einer der eifrigsten Besucher des Sezierraumes und strebte „die durch die Krankheitsprozesse bedingten materiellen Veränderungen der Organe" genau kennen zu lernen, wobei ihn, wie er selbst sagt, der „unvergleichliche Unterricht" Rokitanskys und seines Assistenten Kolletschka außerordentlich förderte.

Die pathologische Anatomie war eigentlich keine neue Wissenschaft. Der unsterbliche Giovanni Battista Morgagni (1682—1771) hatte schon im 18. Jahrhundert eine große Menge eigener genauer Untersuchungen und eine Fülle von Angaben aus der Literatur in einem großen Werke zusammengefaßt. Mathew Baillie, Johann Friedrich Meckel, George Andral hatten um die Jahrhundertwende vorzügliche Lehrbücher geschrieben, aber Rokitansky war der „erste wahre, deskriptive pathologische Anatom" (Virchow). Das ungeheure Leichenmaterial des Allgemeinen Krankenhauses wurde auf das gründlichste durchgearbeitet, es gab keine Angabe der Lehrbücher, keine Notiz der Literatur, die nicht sorgfältig nachgeprüft, bestätigt, berichtigt oder verworfen wurde. In dem primitiven hölzernen Gebäude, in dem Rokitansky arbeitete, fand sich täglich ein Kreis eifriger und wißbegieriger Jünger zusammen, viele an Jahren dem Meister überlegen, die hier Kenntnisse und Erfahrungen sammelten. Hier erwuchs die Skepsis gegen die alte Tradition, die alles gutgläubig hingenommen und weitergegeben hatte, aber auch die Skepsis gegen voreilige Mitteilungen und Entdeckungen der Neueren; denn auch von diesen hatte gar manches die kritische Prüfung nicht bestanden. Von hier ging die Aufstellung der **anatomischen Krankheitstypen** aus, die an die Stelle der herkömmlichen **symptomatischen Krankheitsbilder** traten. Eine streng induktive Methode setzte die einzelnen anatomischen Befunde der pathologischen Veränderungen miteinander in Verbindung und leitete aus ihnen die Gesetze ab, nach denen sich die pathologischen Veränderungen bilden.

Skoda als Autodidakt und Forscher.

Von der Erkenntnis der Gesetze der pathologischen Veränderungen, die Rokitanskys Arbeit im Leichenhause mächtig gefördert hatte, bis zur Verwertung am Krankenbette ist ein weiter und schwieriger Weg. Der nächste Schritt war der, die Veränderungen in der Leiche mit den Krankheitserscheinungen zu vergleichen, die während des Lebens auftraten, und zu versuchen, ob sich diese aus jenen ableiten ließen. Diesen Schritt hatte man schon seit jeher zu tun versucht. Aber erst der französischen physikalischmedizinischen Schule der Corvisart, Reynaud, Laennec, Piorry usw. war er unlängst geglückt. Und zwar dadurch, daß man nicht jene Krankheitserscheinungen verwertete, die am meisten hervortreten und selbst der oberflächlichen Beobachtung des Laien auffallen, wie etwa Fieberdelirien, Schmerz, Hitze oder Durst, sondern solche, deren Auffindung eine geübte Hand und ein geschultes Ohr erfordert: die Erscheinungen aus der Perkussion und Auskultation.

Bekanntlich hatte der Wiener Arzt Leopold Auenbrugger (1722—1809) die Kunst entdeckt, durch Beklopfen der Brust Krankheiten der Lunge und des Herzens zu erkennen. Da sich aber die offizielle Klinik ablehnend verhielt, war diese Entdeckung in Vergessenheit geraten. Erst Jean Nicolas Corvisart des Marest (1755—1821) belebte sie 1808 durch eine französische Übersetzung des Werkes Auenbruggers aufs neue und widmete ihr eigene wertvolle Arbeiten. Pierre Adolphe Piorry (1794—1879) bildete sie weiter aus.

Das Behorchen der Atmungsgeräusche und der Herzbewegungen wurde von Théophile Hyacinthe Laennec (1781—1826) entdeckt und durch zahlreiche und genaue Beobachtungen und Leichenuntersuchungen auf einen sehr hohen Stand gebracht. Fremde Ärzte besuchten die Klinik Laennecs und verbreiteten die Kenntnis von seinen Ergebnissen in ihrer Heimat, insbesondere in England, wo 1824 John Forbes, 1825 William Stokes darüber schrieben.

In Deutschland hatten diese Untersuchungsmethoden bereits eine gewisse Verbreitung gefunden, wie das S. 6 angeführte Buch von Lorinser zeigt; nach Wien war zu Skodas Studienzeit kaum mehr als der Name gedrungen.

Der junge Sekundararzt machte sich nun an das Studium dieser Methoden, zu dem ihm „niemand eine Anleitung" geben konnte, wie er selbst erzählte. Die Arbeit war mühselig und schwierig. Er sah bald, daß es nötig war, die grundlegenden Voraussetzungen der französischen Forscher von neuem zu prüfen, Versuche an Modellen, an Leichenteilen und an tierischen Organen zu machen und, nach dem Beispiele Auenbruggers, Corvisarts und Laennecs, unablässig die Befunde am Lebenden und an der Leiche zu vergleichen. Er wiederholte die Untersuchungen seiner Vorgänger, vertiefte und berichtigte sie, wo es erforderlich war, und suchte die Erscheinungen auf ihre physikalischen Grundlagen zurückzuführen.

Da er an keine Tradition gebunden war, tat er schließlich mit der Perkussion und Auskultation dasselbe, was Rokitansky mit der pathologischen Anatomie getan hatte: er schuf sie neu. Es gelang ihm, die ganze Methodik zu vereinheitlichen und zu vereinfachen, er brachte es zu einer wirklichen systematischen Theorie der Perkussion und Auskultation und zu einer einfachen, brauchbaren Terminologie. Vor Skoda war diese Untersuchungsmethode eine Kunst, deren Virtuosen man anstaunte, seit Skoda kann man sie lehren und erlernen wie Lesen, Schreiben und Rechnen.

Die Geschichte der Wissenschaft zeigt nicht selten, daß die ganz großen Leistungen von solchen Forschern vollbracht worden sind, die außerhalb der engen Zunft des betreffenden Faches standen. Frei von jeder Überlieferung, frei von der Nötigung, auf einen Lehrer und seine Auffassung Rücksicht zu nehmen, bewahrt sich der Autodidakt die Ursprünglichkeit seiner Einfälle und die Unabhängigkeit, sie bis in ihre letzten Konsequenzen zu verfolgen.

Skoda nützte diesen Vorteil des autodidaktischen Forschers aus, er hatte aber auch die Nachteile zu tragen.

Man sah es nicht gerne, daß der einfache Sekundararzt sich erfolgreich mit Problemen beschäftigte, die die Kliniker nicht bewältigen konnten, daß er sich Fähigkeiten erwarb, die seine Vorgesetzten nicht besaßen. Eine Beschwerde der Kranken gelangte an die Direktion des Allgemeinen Krankenhauses, daß sie durch die unausgesetzten Untersuchungen des Sekundararztes Dr. Skoda allzusehr belästigt würden.

Dazu ergab sich ein willkommener Anlaß, ihn strafweise an die Irrenanstalt zu versetzen. Operationen durften nur nach einem Konsilium mit dem Direktor und einem Primararzt vorgenommen werden. Nun war bei einem Kranken, der im Ersticken lag, der Luftröhrenschnitt nötig. Der Direktor war nicht im Hause, daher machten S k o d a und S c h u h den Eingriff. Die Sektion ergab zwar die Notwendigkeit und die richtige Ausführung der Operation, allein die Versetzung auf die Abteilung für stille Irre erfolgte doch.

Der Primararzt der Irrenanstalt war übrigens ein einsichtsvoller Mann, der Skoda alle Freiheit für seine Untersuchungen ließ. Ebenso gestattete ihm sein früherer Vorgesetzter, der Primararzt Dr. J o s e f R a t t e r (gest. 29. November 1841), an den Kranken seiner Abteilung seine Untersuchungen und Demonstrationen fortzusetzen.

Die erste Arbeit über die Perkussion.

Im Jahre 1836 veröffentlichte Skoda seine erste Mitteilung über die P e r k u s s i o n in den „Medizinischen Jahrbüchern des kaiserlich königlichen österreichischen Staates". In der Einleitung hält er es für nötig, zu versichern, daß durch die Perkussion kein Schmerz verursacht werde. Doch müssen „sehr abgemagerte, vorzüglich phtisische Individuen sehr vorsichtig percutiert werden, indem sie, wenn sie auch während des Percutierens durchaus keinen Schmerz fühlen, doch infolge desselben unangenehme Empfindungen haben können".

Den Inhalt dieser kurzen Abhandlung bildet eine vollständige Umgestaltung der bisherigen Lehre von der Perkussion, wie sie sich in Frankreich herausgebildet hatte.

Dort war die große Zeit der Entdeckungen vorüber, und eine gewisse dogmatische Erstarrung eingetreten. Corvisart war hochbetagt gestorben, Laennec in der Blütezeit seines Schaffens der Tuberkulose erlegen, deren Erforschung er einen großen Teil seiner Arbeit gewidmet hatte. Von den Schöpfern der physikalischen Untersuchungsmethoden lebte nur Piorry, der Erfinder des Plessimeters, der eben ein Lehramt erreicht hatte. In seinem 1828 erschienenen Werke waren neun Arten des Schalles unterschieden, den man durch Perkussion des menschlichen Körpers erzeugen kann: Schenkelschall, Leberschall, Herzschall, Lungenschall, Darmschall, Magenschall usw. Diese Einteilung war fast allgemein angenommen, man diskutierte nur über die Art der Perkussion, ob mit, ob ohne Plessimeter, und allerlei ähnliche Einzelheiten. Weder Piorry noch andere vermochten die Arten des Perkussionsschalles genauer zu beschreiben oder abzugrenzen. Man mußte sie vom Meister gehört haben, und damit war die Perkussion eine Art von Geheimlehre geworden, die nur in Paris erlernt werden konnte.

Demgegenüber stellte Skoda ein rein physikalisches System des Perkussionsschalles auf. Er verwarf die Charakterisierung und Bezeichnung der Schallerscheinungen nach Organen und unterschied statt dessen vier Stufenleitern vom hellen zum dumpfen, vom vollen zum leeren, vom tympanitischen zum nichttympanitischen und vom hohen zum tiefen Schalle.

Den Ausdruck „tympanitisch" — trommelschallähnlich — hatte bereits Piorry verwendet („tympanique"), aber nicht genauer definiert. Skoda bezeichnete damit eine ganz bestimmte Eigenschaft, die später auch den feinen Prüfungsmethoden der experimentellen Akustik Stand gehalten hat, stellte durch Experimente an Modellen und Leichenorganen die Bedingungen ihres Auftretens fest und gab überhaupt von seinen Schallarten an, wie sie ein jeder auf einfache Weise hervorrufen konnte. Damit war die Untersuchung und die diagnostische Verwertung ihrer Ergebnisse auf einfache und sichere Grundlagen gestellt.

Weitere Arbeiten. — Ein Konkurrent.

Die ersten Ergebnisse, die Skoda über die Auskultation der Lunge gewonnen hatte, hat er nicht selbst veröffentlicht, sondern seinem Freunde, dem Chirurgen Franz Schuh (1804—1860) überlassen, der sie 1838 mitgeteilt hat.

Skoda gab 1837 zunächst eine Darstellung seiner Untersuchungen über den Herzstoß und die Auskultationserscheinungen am Herzen. Über diese Fragen war bereits sehr viel experimentiert und geschrieben worden, ohne daß man zu einem Abschluß gekommen wäre. Insbesondere hatten sich nach englischer Sitte in Dublin, in London und in Nordamerika Komitees gebildet, um durch gemeinsame Arbeit das Problem zu lösen. Skoda stellte genaue anatomische Untersuchungen an den Herzklappen an, beschrieb die Vorgänge beim Klappenschlusse eingehend und zog auch die Erscheinungen bei Kranken heran. Für die Erklärung des Herzstoßes schloß er sich einer Meinung aus seinem Freundeskreise, des Dr. Gutbrod, an, die seitdem als die „Skoda-Gutbrodsche Theorie" bezeichnet wird und den Herzstoß mit dem Rückstoß der Gewehre und dem Segnerschen Wasserrad in Analogie setzt. Mit dieser Abhandlung legte Skoda den Grund zur physikalischen Diagnostik der Herzkrankheiten, die er zeitlebens mit besonderer Vorliebe gepflegt hat.

Im selben Jahre erschien von ihm eine Arbeit über die Perkussion des Unterleibes.

Skoda war übrigens nicht der einzige unter den Sekundarärzten des Allgemeinen Krankenhauses, der sich mit der Perkussion und Auskultation abgab. Einer seiner Kollegen war auf dem gleichen Gebiete literarisch tätig.

Er hieß Michael von Katona und veröffentlichte 1837 einen „Beytrag zur Erkenntnis der Brustkrankheiten" im Verlage von Franz Tendler in Wien, ein ungemein selten gewordenes Büchlein. Eine ungeheure Kluft trennt diese Kompilation aus Laennec und Piorry von den selbständigen Arbeiten Skodas. Obwohl der Verfasser an mehreren Stellen von eigenen Erfahrungen spricht, enthält seine Schrift auch nicht einen neuen Gedanken, nicht die kleinste selbständige Beobachtung. Er erwähnt begreiflicherweise nicht die ein Jahr vorher erschienene Arbeit Skodas, es ist aber auch begreiflich, daß er nach der Veröffentlichung der weiteren Arbeiten Skodas nicht mehr dazu kam, die „später erscheinenden Teile" seines Werkchens auszuführen, die er versprochen hatte.

Inoffizielle Lehrtätigkeit. — Die Aufgabe des Arztes nach Skodas Auffassung.

Skoda teilte die Ergebnisse seiner Untersuchungen zunächst seinen Spitalskollegen in mündlichen Erörterungen und praktischen Unterweisungen am Krankenbette mit. Daraus entwickelten sich Privatkurse, die 1835 schon sehr gesucht waren. Allmälich fanden diese — glücklicherweise von der Spitalsdirektion seit 1838 geduldet — immer mehr Anerkennung. In den Jahren 1837 und 1838 kamen die jungen Prager Ärzte Dittrich, Hamernjk, Jaksch, Oppolzer nach Wien, um sich mit Skodas Lehren vertraut zu machen. Sie verpflanzten sie nach Prag, das später auch ein Mittelpunkt wissenschaftlicher Tätigkeit wurde. Hatte sich bisher nur ein kleines Häuflein Wißbegieriger in aller Stille um Skoda geschart, so war jetzt sein Name schon in weitere Kreise gedrungen. Als Skoda von seiner strafweisen Versetzung an die Irrenanstalt nach drei Monaten auf seinen früheren Posten zurückgekehrt war, hatte er einen Ruf in der ärztlichen Welt. Die

„Medizinischen Jahrbücher des k. k. österreichischen Staates" nannten ihn von Band 23 an auf der Rückseite des Titelblattes unter den „ständigen Mitarbeitern", den einzigen Arzt in subalterner Stellung.

Mit seinem Kollegen Emil Dobler, der aus dem Verbande des Krankenhauses geschieden und provisorischer Polizeibezirksarzt geworden war (1846 Primararzt am Allgemeinen Krankenhause, gestorben 1848 an Typhus), veröffentlichte er gemeinsam eine Arbeit über den Abdominaltyphus. Darin bestimmen die Verfasser klar den Standpunkt, von welchem aus die Krankheitsvorgänge zu betrachten sind, und welchen Skoda unverrückt festgehalten hat. Es ist nach Dobler und Skoda „die **hauptsächlichste Sorge des Arztes**... zu erfahren, **welche Veränderungen dabei in allen Organen des Körpers** vom Anfange bis zum Ende des Krankheitsverlaufes stattfinden, und durch **welche Funktionsstörungen (Krankheitserscheinungen) sich diese organischen Veränderungen im Leben äußern**; welche Zeichen also die Krankheit habe, welcher Mittel sich die **Natur zu ihrer Heilung bediene und welche Mittel die Erfahrung als die zweckmäßigsten zur Unterstützung der Naturtätigkeit** bis jetzt ausgewiesen habe".

Wenn man dieses klare und nüchterne Programm mit den halbmystischen Spekulationen der zeitgenössischen Kliniker vergleicht, die im ersten Abschnitte wörtlich angeführt sind, ermißt man den weiten Abstand zwischen Skoda und der Wiener Klinik der Dreißigerjahre.

Im Jahre 1837 veröffentlichte Skoda auch eine sehr eingehende Rezension des neuen Werkes von Piorry über Diagnostik, in der er sich scharf gegen die spekulative Richtung wendet: „Nachdem es längst allgemein anerkannt ist, daß in den Naturwissenschaften nichts auf Wahrheit Anspruch machen kann, als was aus Beobachtung hervorgeht, daß man also in den Naturwissenschaften durch

Spekulation nichts zu erreichen im Stande ist, so ist nicht abzusehen, wie es sich mit der Medizin anders verhalten und wie die Medizin im Gegensatze zu den anderen Naturwissenschaften durch Spekulation gefördert werden soll.'

Vertiefung in das Herzproblem.

In emsiger Arbeit suchte Skoda die schwer zu deutenden Erscheinungen am Herzen aufzuklären, immer den anatomischen Befund mit den Erscheinungen im Leben vergleichend.

So entstand durch Zusammenarbeiten mit **Jakob Kolletschka** (1803—1847), dem Assistenten Rokitanskys, die berühmte Abhandlung über **Perikarditis**, welche eine musterhafte Darstellung der pathologischen Anatomie, der Krankheitszeichen und der Diagnose enthält.

In die gleiche Zeit fällt die Mitteilung einer exakten **Untersuchungsmethode des Herzens**. Da das krankhaft veränderte Herz, insbesondere wenn es erweitert ist, ganz anders im Brustraume liegt als das gesunde, nützen die aus der normalen Anatomie abgeleiteten Regeln kaum etwas zur Krankenuntersuchung. Skoda gab nun genaue Anweisung, wie man zu verfahren hat, um zuerst die Lage der linken Herzkammer, dann der Aortenmündung zu bestimmen, und dann aus verschiedenen Anhaltspunkten die Verhältnisse der rechten Herzkammer zu erschließen.

Dieselbe Arbeit trennt zum ersten Male die Auskultationserscheinungen am Herzen in „**Töne**" und „**Geräusche**". Den heutigen Ärzten ist diese Unterscheidung von Jugend auf geläufig und fast selbstverständlich, obzwar sie wissen, daß die Medizin diese Benennungen in anderem Sinne als die Physik verwendet. Auch in die Ausdrucksweise der Laien ist sie übergegangen.

Vor Skoda bestand keine allgemein angenommene Terminologie. Die einzige deutsche Originalarbeit, von dem Physiologen Karl Friedrich Burdach 1832 auf der Naturforscherversammlung in Wien vorgetragen, sprach von dem ersten und zweiten „Schall des Herzens". Andere nannten die normalen Herztöne „erstes Geräusch" und „zweites Geräusch", die pathologischen „Blasebalggeräusch, Raspel- und Sägegeräusch" — in Anlehnung an Laennec; ferner findet man die Bezeichnung „Unkenruf" und „heulender Ton". Wieder andere unterschieden „normale Geräusche", Modifikationen der normalen Geräusche, „abnorme Geräusche". Der Übersetzer Hopes unterschied „Herzgeräusche" oder „Geräusche" schlechtweg und „Aftergeräusche" usw..

Hope hatte nämlich bereits 1831 eine Trennung in „sound" und „murmur" vorgenommen, aber diese Unterscheidung umfaßte nicht alle Phänomene und war nicht ganz konsequent durchgeführt. Skodas Bezeichnungsweise war kurz, genau und sprachlich korrekt. Sie verwendete mit einem kühnen Griff zwei lebende Wörter in einem neuen, scharf umschriebenen Sinne entsprechend der Forderung Ciceros: aut nova sunt rerum novarum nomina facienda aut ex aliis transferenda.

Skoda sagte: „Ich glaube, daß man das Tik-Tak nicht ganz richtig die normalen Herzgeräusche nennen könne, weil dieses Tik-Tak zu stark und zu schwach, also auch nicht normal sein kann. Ich nenne darum, um Mißverständnisse leichter zu vermeiden, das Tik-Tak des Herzens und der Arterien: die Töne, und gebrauche das Wort: Geräusch — nie zur Bezeichnung dieses Tik-Tak, sondern bloß zur Bezeichnung des Blasebalg-, Raspel-, Säge-, Feilen-, Reibungsgeräusches, des pfeifenden, stöhnenden Geräusches etc."

Wir greifen dem Lauf der Ereignisse ein wenig vor, wenn wir gleich hier berichten, daß Skoda in der neugegründeten Gesellschaft der Ärzte am 16. November 1839 einen Vortrag über die Diagnose der Herzklappenfehler hielt. Der Gegenstand ist so vollendet dargestellt, daß der Vortrag auch heute noch unverändert vor Studenten gehalten werden könnte.

Skoda als Armenarzt.

Im Jahre 1839 war die gesetzmäßige Dienstzeit Skodas als Sekundararzt im Allgemeinen Krankenhause abgelaufen. Er stand vor der Notwendigkeit, eine Existenz zu begründen. Gesuche um Distriktsarztensstellen in Oberhollabrunn und Waidhofen a. d. Thaya, sowie um ein Kreisphysikat in Mähren waren abschlägig beschieden worden. So mußte er zufrieden sein, daß er den Posten eines Armenarztes in der Wiener Vorstadt St. Ulrich erhielt.

Dieser Stadtteil ist jetzt zum Teile in den VII., zum Teile in den VIII. Bezirk eingegliedert. In der ersten Hälfte des neunzehnten Jahrhunderts war er noch ein selbständiges Gebiet, von den benachbarten Vorstädten Spittelberg, Schottenfeld, Lerchenfeld deutlich abgegrenzt. Den Namen hatte es schon als Dorf im Mittelalter von seiner Pfarrkirche (jetzt „Maria Trost"). Alte Häuser sind in der Neustiftgasse erhalten und gewähren mit der hochgelegenen barocken Kirche im Hintergrunde ein Bild, wie es zur Zeit Skodas hier aussah.

Skoda bezog eine kleine Wohnung innerhalb seines Rayons in der Burggasse und widmete sich neben seinen Amtsgeschäften weiteren Studien auf seiner früheren Abteilung im Krankenhause, wozu ihm sowohl sein Primararzt Ratter als auch die Krankenhausdirektion Erlaubnis gegeben hatten. Nur die große Anspruchslosigkeit Skodas machte es ihm möglich, mit der kärglichen Besoldung seinen wissenschaftlichen Arbeiten zu leben, ohne in der Privatpraxis und der alltäglichen Erwerbstätigkeit seine Kräfte aufzubrauchen.

Hauptsächlich aber verwendete er die Muße, die ihm durch den Austritt aus dem Allgemeinen Krankenhause zuteil geworden war, zur Vollendung seiner berühmten „Abhandlung über Perkussion und Auskultation".

Die Monographie.

Im Jahre 1839 erschien bei J.G.Ritter von Mösles Witwe und Braumüller, auf Löschpapier gedruckt, die eben genannte Monographie Skodas, in welcher er die gesamten Ergebnisse seiner Untersuchungen in systematischer Form vortrug. Der Kliniker Wunderlich nennt es 1856 „ein Buch, dessen gleichen an Klassizität die deutsche medizinische Literatur schon lange nicht mehr gesehen hatte". Alles bisher Bestandene war darin schöpferisch aufgenommen und neu verwertet, in schmuckloser, knapper Form, mit strengster Objektivität dargestellt.

Es ist nicht unsere Aufgabe, eine Analyse des ganzen Werkes zu geben, wir wollen nur einige Hauptpunkte hervorheben.

Der eine ist die Schaffung einer auf physikalische Grundlagen gestellten Einteilung der Schallerscheinungen an Stelle der spezifischen Schälle für einzelne Organe und einzelne Krankheiten. Wie es Skoda schon früher für die Perkussionserscheinungen getan hatte, war hier dieses Prinzip auch für die Auskultation durchgeführt.

„Laennec und seine Schüler waren bestrebt gewesen, mit Hilfe des Beklopfens und Behorchens der Wände des Körpers Zeichen aufzufinden, die ohne weiteres bestimmte Krankheiten kenntlich machen sollten, wie etwa das Zirpen die Grille, oder der Wachtelschlag die Wachtel anzeigt. Das Tuberkelknacken sollte die Tuberkeln der Lunge verraten, das Knisterrasseln den Beginn oder die Lösung der Lungenentzündung, das Reibegeräusch die

Entzündung von Brust- oder Herzfell." (K u s s m a u l). Dem entsprach eine reiche, aber unklare und subjektiv gefärbte Terminologie, die schon L a e n n e c s nächste Umgebung, z. B. A n d r a l, nicht befriedigte.

S k o d a zeigte, daß die veränderten Schallerscheinungen nichts anderes erweisen, als ein verändertes physikalisches Verhalten der Organe, von denen sie ausgehen. Welchen Krankheiten dieses physikalische Verhalten entspricht, das ist Aufgabe einer besonderen Überlegung, die nur auf Grund pathologisch-anatomischer Kenntnisse geschehen kann. Damit war mit dem Prinzip der „pathognomonischen", das heißt, für einzelne Krankheiten charakteristischen, Zeichen gebrochen und ein neues diagnostisches Prinzip gegeben, das zu einer völligen Umgestaltung der Diagnostik führte.

Es tut der Bedeutung Skodas keinen Abbruch, wenn man darauf hinweist, daß diese Auffassung der Schallerscheinungen gleichzeitig in England erkannt, von L a t h a m sogar einige Jahre früher (1836) schon formuliert worden ist: „Pneumonie, Pleuritis und Phtisis sind nur der Komplex, die Summe gleichsam, verschiedener Krankheitsprodukte und Krankheitsresultate. Es gibt deshalb auch keinen pneumonischen, pleuritischen oder phtisischen Ton. Die genannten drei Krankheiten ergeben bei der Auskultation keinen besonderen Ton, der ihnen als solchen eigentümlich angehört, sondern die Töne, welche wir bei diesen Krankheiten hören, resultieren lediglich aus gewissen, in der Struktur der befallenen Teile sich äußernden Veränderungen .... Wir hören die Töne, welche andeuten, daß dieser Teil mit einer Flüssigkeit angefüllt, der andere von einer festen Masse kondensiert und noch ein anderer endlich durch Exkavationen ausgehöhlt sei." Das Prinzip selbst hatte eigentlich schon L a e n n e c gefunden, aber er „verdarb seine richtige Idee durch die willkürliche Aufstellung physikalischer Voraussetzungen und die oft unkritische Anwendung der physikalischen Gesetze."

(Wunderlich.) Es war Skoda, der nicht nur den leitenden Gedanken klar erfaßte, sondern ihn auch praktisch brauchbar machte. Der größte Fortschritt wurde durch die Einführung der rein physikalischen Betrachtungsweise in der Erkenntnis der Herzkrankheiten gewonnen. Hier war gerade in diesen Jahren viel geleistet worden. Dominic John Corrigan hatte 1832 die Aortenklappeninsuffizienz, M. J. Filhos 1833 die Insuffizienz der Mitralklappe, P. Briquet 1836 die Verengerung des linken venösen Ostiums studiert. Aber der rechte Zusammenhang zwischen den Geräuschen und den anatomischen Veränderungen war noch nicht ganz aufgedeckt. Wer die Bedeutung der Arbeit Skodas recht ermessen will, braucht nur den Abschnitt über die Zeichen der Krankheiten des Herzbeutels und des Herzens bei Skoda (S. 252—266) mit den Angaben zu vergleichen, die Bouillaud, der Entdecker der Endokarditis, in seinem an sich ausgezeichneten Buche über die Herzkrankheiten 1836, also drei Jahre vorher, gemacht hat. Das umfangreiche Werk Bouillauds, mit seinen sorgfältig geführten Krankengeschichten und minutiösen Sektionsbefunden, versagt vollständig bei der Frage nach der diagnostischen Bedeutung der Herzgeräusche. Der Autor unterscheidet die krankhaften Geräusche noch gar nicht nach der Phase der Herztätigkeit, d. h. ob sie während der Zusammenziehung (Systole) oder Erschlaffung (Diastole) der Herzkammern auftreten, er denkt noch gar nicht an die Möglichkeit, daß man die Geräusche auf die Erkrankungen der einzelnen Öffnungen der Herzkammern beziehen und die erkrankte Öffnung erkennen könnte. Bei Skoda findet sich dagegen eine vollständige Diagnostik der Erkrankungen eines jeden Herzabschnittes, in wenigen lapidaren Sätzen, kurz, klar und verläßlich.

Unter den Erscheinungen, die die Beobachtungsgabe Skodas aufgefunden und sein Scharfsinn zu deuten gelehrt hat, sind insbesondere die Pulsation der Halsvenen und die Verstärkung des zweiten Pulmonaltones zu nennen.

Eindruck auf die Zeitgenossen.

Neue grundlegende Arbeiten finden nur selten sofort eine günstige Aufnahme. Sie haben in der natürlichen Bequemlichkeit und in alten Gewohnheiten Hindernisse, die nur allmählich überwunden werden können. In Wien war die ganze Gedankenrichtung der maßgebenden Kliniker und hervorragenden Ärzte der Anerkennung Skodas nicht günstig. Die Klassifikation der Krankheiten nach natürlichen Systemen, die philologische Wiederbelebung antiken Wissens, die Erkennung des herrschenden Krankheitsgenius, die Behandlung der Kranken nach den Indikationen des wechselnden Genius oder auf Grund der Lehren Browns von den sthenischen Zuständen, Broussais von der Irritation, Rasoris vom Stimulus und Kontrastimulus und die zeitgerechte Ausführung der Aderlässe, galten als würdige wissenschaftliche und praktische Aufgaben. Die Untersuchung der kranken Organe betrachtete man dagegen als etwas Untergeordnetes und Kleinliches; die Zumutung, dazu erst eine neue Untersuchungsmethode zu erlernen, was nach Skodas Worten nicht „ohne Aufwand von Zeit und Mühe" möglich war, konnte der Kliniker und der angesehene Arzt vornehm ablehnen.

„Ich bin doch ein ausgezeichneter Musiker und habe ein feines Gehör", sagte der Kliniker Professor v. Hildenbrand, „aber eine Pneumonie habe ich noch nie geigen gehört."

Der frühere Kliniker, nunmehr kaiserliche Leibarzt, Johann Nepomuk von Raimann, erwähnte in der 1839 erschienenen fünften Auflage seines Lehrbuchs zwar bei der Lungenentzündung den Namen Skodas, fügte aber dafür bei der „schleichenden Herzentzündung" (worunter er alle Arten von Klappenerkrankung begreift) die hämische Bemerkung ein, daß sie „ohne Zweifel m a n c h e m M o n o g r a p h e n öfter, als es dem u n b e f a n g e n e n P r a k t i k e r vorkam, da zu seyn geschienen habe".

Aus solchen Stimmungen entwickelten sich persönliche Widerstände und Abneigungen, deren Wirkung Skoda schon gefühlt hatte und noch oft zu fühlen bekam.

Auch in Deutschland wollte die ältere Schule, z. B. der berühmte H u f e l a n d (1762—1836) in Berlin — „nichts von der Häufigkeit organischer Veränderungen am Herzen wissen, und die akuten Fälle von Erkrankung des Herzens wurden von ihr meist unter anderen Namen (Nervenfieber, entzündliches rheumatisches Fieber, Frieselfieber, Brustentzündung) behandelt; wo aber die Sektion der Diagnose ein gar zu entschiedenes Dementi gab, da wurde gewöhnlich die anatomische Veränderung, die man unfähig war während des Lebens zu erkennen, auf Rechnung einer Metastase, eines Zurücktretens des Krankheitsprozesses aufs Herz geschoben" (W u n d e r l i c h).

H e l m h o l t z erzählt, er habe von der Perkussion und Auskultation auch später „noch manchmal behaupten hören, es seien dies grobmechanische Untersuchungsmittel, deren ein Arzt von hellem Geistesauge nicht bedürfe, auch setze man den Patienten, der doch auch ein Mensch sei, herab, und entwürdige ihn, als sei er eine Maschine".

Aber auch jene Kreise, welche sich bereits mit der physikalischen Diagnostik beschäftigt hatten, nahmen die Arbeiten Skodas keineswegs freundlich auf. Die ersten Aufsätze wurden nach dem Bericht W u n d e r l i c h s „anfangs kaum anders denn als subjektive Meinungen eines Autodidakten und sein Abweichen von der Laennecschen Schule als Mißverstand oder Vermessenheit angesehen. Selbst nach der Ausgabe seiner „Abhandlung über Perkussion und Auskultation" schienen nur wenige zu bemerken, daß es sich hier nicht um einige neue Ansichten und theoretische Erklärungsversuche handle, sondern daß eine neue

Idee in die Laennecsche Zeichenlehre gedrungen war, die Lehre der Zurückführung der Erscheinungen auf die physikalische Notwendigkeit".

Skodas Buch hatte alles überholt und überflüssig gemacht, was bis dahin an Lehrbüchern der physikalischen Krankenuntersuchung erschienen war. Es ist begreiflich, daß man versuchte, sich dagegen zu wehren und die bisherigen Ansichten gegen den kühnen Neuerer zu verteidigen.

Prosper Johann Philipp, Arzt in Berlin, war als Kenner und „Advokat der physikalischen Diagnose in Deutschland", wie er sich selbst nannte, geschätzt. Er hatte die Perkussion und Auskultation in Paris erlernt und ein Lehrbuch derselben geschrieben, das zwei Auflagen erlebte. Er fühlte sich ganz als Schüler der Franzosen und fand nun durch Skoda die Autorität seiner Lehrer und seine eigene erschüttert. In der hochangesehenen Wochenschrift des Dr. Casper in Berlin schrieb er eine sehr ausführliche Rezension über Skodas Buch. So sehr er dessen Bedeutung anerkennen mußte, so sehr war er bemüht, sie zu verkleinern. Form, Gehalt und Sprache wurden aufs schärfste kritisiert. Auch die Terminologie, z. B. „Ton" und „Geräusch", fand keine Anerkennung.

So beschränkte sich die Wertschätzung Skodas zunächst auf den engeren Kreis seiner Freunde und unmittelbaren Schüler, die allerdings schon eine bemerkenswerte Zahl umfaßten.

Ludwig von Türkheim. — Die Abteilung für Brustkranke.

Glücklicherweise war es Skoda gelungen, einen sehr einflußreichen Gönner zu gewinnen. Es war dies Dr. Ludwig Freiherr von Türkheim (1777—1846), k. k. wirklicher Hofrat bei der k. k. vereinigten Hofkanzlei, Beisitzer der k. k. Studien-Hofkommission, erster Vizedirektor des medizinisch-chirurgischen Studiums, Leibarzt in der Familie des Erzherzogs Franz Karl, ein gebildeter Arzt und klardenkender Mensch. Skoda hat ihm seine Monographie „als Zeichen seiner innigsten Verehrung gewidmet". Er genoß das volle Vertrauen Türkheims und arbeitete für ihn zahlreiche Referate, Berichte und Reformvorschläge aus. Als der „geniale Mann", wie ihn Skoda in einer öffentlichen Rede später genannt hat, 1846 an Aortenruptur plötzlich starb, fanden sich diese Aktenstücke in seinem Nachlasse.

Schrötter erzählt, daß Türkheim durch folgenden Vorfall auf Skoda aufmerksam wurde.

„Der Minister und Liebling Karl X., Duc de Blacas, der zu jener Zeit in Wien lebte, war schwer erkrankt. Es wurde ein Konsilium der ersten Ärzte Wiens, Malfatti (Johann Malfatti Edler von Montereggio, 1776 — 1859), Türkheim und Wirer, (Franz Wirer Ritter von Rettenbach, 1771—1844) einberufen, welche das Leiden als von der Leber ausgehend erklärten und den Kranken nach Karlsbad wiesen. Allein der französische Leibarzt Bougon war mit dieser Anschauung nicht einverstanden, erklärte dies offen dem Könige, daß der Fall ein so verwickelter sei, daß nur Dr. Skoda Aufschluß geben könne, und in der Tat ließ der König ein neues Konsilium mit denselben Ärzten und mit Skoda einberufen. Hier wurde der junge Mann allerdings sehr über die Achsel angesehen, als er aber mit aller Bestimmtheit das angebliche Leberleiden für ein großes Aneurysma der Bauchaorta erklärte und alle Verhältnisse desselben genau angab, wurden die Herren stutzig. Nachdem er aber noch erklärt hatte, daß der Patient in der kürzesten Zeit sterben werde, und auch dies zutraf und Skoda, zur Sektion beigezogen, nach vorhergegangener Perkussion die Dimensionen des Tumors mit eingestochenen Nadeln genau angab, endlich auch dies sich bestätigte, war sein Sieg ein vollständiger."

Türkheim griff nun entscheidend in das Schicksal Skodas ein und verschaffte ihm einen würdigen Wirkungskreis. Es erfloß ein Hofkanzleidekret (13. Februar 1840,

Z. 4006), welches die Errichtung einer **Abteilung für Brustkranke** im Allgemeinen Krankenhause verfügte, um die „weitere Ausbildung der Diagnose und Therapie der Brustkrankheiten" zu fördern. Zum „ordinierenden Arzte" an derselben wurde Skoda ernannt, nachdem er neun Monate lang Armenarzt gewesen.

Damit hatte Skoda endlich die Möglichkeit zu selbständiger Arbeit gewonnen. Freilich war das noch keineswegs eine gesicherte Lebensstellung, denn das Ernennungsdekret verfügte, daß er „auf keine wie immer geartete Vergütung" Anspruch erheben dürfe. Seine Bedürfnislosigkeit half ihm auch darüber hinweg.

Die neue Abteilung bestand aus den Sälen 102 (für Männer) und 100 (für Frauen) mit zusammen 42 Betten und wurde am 25. April 1840 mit Kranken belegt. Zwei hilfsärztliche Stellen waren für Doktoren der Medizin systemisiert. Die ersten Hilfsärzte waren Dr. **Eugen Kolisko**, bisher Konzeptspraktikant bei der niederösterreichischen Statthalterei, später Nachfolger Skodas in der Leitung der Abteilung für Brustkranke, seit 1858 Primararzt, und Dr. **Marouschek**.

Sofort begann ein eifriges Arbeiten und Forschen auf Skodas Krankensälen. Es wurden auch in der **Behandlung der Brustkrankheiten** neue Wege eingeschlagen, und insbesondere die Entleerung von Flüssigkeitsansammlungen von ihm und seinem Freunde **Franz Schuh** methodisch ausgebildet.

Am 24. Juli 1840 machte **Schuh** auf Skodas Abteilung in Gegenwart von Skodas Gönner **Türkheim** die **erste Punktion des Herzbeutels**, eine bis dahin unerhörte Operation. Seit zweihundert Jahren hatten die Gelehrten, wie **Riolan, Sénac** und **Van Swieten**, über die anatomischen Bedingungen und die Ausführbarkeit derselben geschrieben, aber niemand hatte sie wirklich ausgeführt. Die Kranke war von der II. medizinischen Abteilung zutransferiert worden, wo man sie 14 Tage lang vergeblich behandelt hatte. Der anfängliche Erfolg des Eingriffes war glänzend, Atemnot und Wassersucht schwanden. Mehrere Wochen später trat allerdings eine neuerliche Verschlechterung ein und schließlich erlag die Patientin ihrem Leiden, das die Sektion als eine Neubildung im Brustraume erwies (wahrscheinlich ein Lymphosarkom nach heutiger Auffassung). Jedenfalls war aber sowohl die Diagnose als die Indikationsstellung zur mechanischen Beseitigung eines mechanischen Hindernisses durchaus korrekt gewesen, und dieser Krankheitsfall trug zum Ruhm und Sieg der neuen medizinischen Richtung sehr viel bei.

Am 31. Oktober 1840 besprach Skoda in einem Vortrage in der Gesellschaft der Ärzte die Indikationen und die Methode der Punktion der Brusthöhle und des Herzbeutels auf Grund von 40 Fällen, in denen dieser Eingriff vollzogen worden war.

Da man namentlich das Eindringen von Luft in die serösen Höhlen und deren „chemisch-dynamische" Wirkung fürchtete — die Infektion war noch unbekannt — konstruierten S k o d a und S c h u h einen sinnreichen Klappenmechanismus, den sogenannten T r o g a p p a r a t.

Über die Erfahrungen bei den Punktionen berichteten beide ausführlich in den Medizinischen Jahrbüchern.

Neue Bewerbungen und neue Schwierigkeiten.

So erfreulich die Spitalstätigkeit und so groß die Erfolge Skodas waren, konnte ihm die unbesoldete und provisorische Stellung eines ordinierenden Arztes auf die Dauer nicht genügen. 1841 wurde die Professur der medizinischen Klinik in Prag und gleichzeitig eine Primararztensstelle im Allgemeinen Krankenhause in Wien vakant. Skoda bewarb sich um beides und stieß dabei auf jene Widerstände, von denen früher gesprochen worden ist.

Die Lehrkanzeln wurden zu jener Zeit nicht durch Berufung und Ernennung, sondern durch Konkurse besetzt, bei denen die Bewerber eine Konkursprüfung ablegen mußten. Die vorgeschriebene Prüfung wurde Skoda zwar erlassen, die Professur erhielt er aber nicht.

Für die Primararztensstelle hatte die Krankenhausdirektion und ebenso in zweiter Instanz die niederösterreichische Regierung Dr. Karl Sterz vorgeschlagen, gewesenen Assistenten der medizinischen Klinik für Wundärzte des Professors Andreas Ignaz Wawruch (1782—1842), Polizeibezirksarzt und Arzt des Waisenhauses. Er war mit dem alten, hochangesehenen Dr. Sterz aus Ischl verwandt, in welchem Orte die kaiserliche Familie den Sommer zu verbringen pflegte. Wie Skoda in einem Briefe an seinen Bruder Franz berichtet, hatte jener die Protektion der Kaiserinmutter, mehrerer Erzherzoge und des Staatsministers Grafen Kolowrat.

Gegen einen Mitbewerber von solchen Qualitäten konnte auch der mächtige Einfluß Türkheims nichts durchsetzen. Aber der erfahrene Staatsmann fand für seinen Schützling einen Ausweg, dem die Gönner des Dr. Sterz zustimmen konnten. Das Referat, das er der Hofkanzlei als dritter Instanz vorlegte, beantragte, die erledigte Primararztensstelle dem Dr. Sterz zu verleihen und gleichzeitig die Abteilung für Brustkranke „zu einem ordentlichen Primariate zu erheben und damit dem Dr. Skoda die Besoldung und die sonstigen Emolumente eines Primararztes zuzuweisen".

Die Hofkanzlei stimmte dem verlesenen Gutachten zu, und der Staatsrat, der wegen des Schwachsinns des Kaisers Ferdinand die tatsächliche Regierungsgewalt ausübte, entschied im gleichen Sinne.

Sterz erwies sich übrigens der vielfachen Protektion wenig würdig; er wurde später wegen zweifelhafter Geldgeschäfte mit Gefängnis bestraft und praktizierte zuletzt in einem kleinen Orte Niederösterreichs.

Skoda als Primararzt. — Seine Schüler.

Zu den bisher von ihm geleiteten Krankensälen wurden Skoda noch mehrere andere zugewiesen, sie bildeten zusammen die sechste medizinische Abteilung. Als der rangjüngste Primararzt des Krankenhauses hatte er auch die Behandlung der „Krätzigen", das heißt der Patienten mit chronischen Hautkrankheiten zu übernehmen.

Im Februar und März 1841 machte Skoda selber einen schweren Typhus durch, von dem er sich nur langsam erholte. Rokitansky und Schuh waren seine behandelnden Ärzte. Im Verlaufe der Rekonvaleszenz machte er gemeinsam mit seinem Freunde Rokitansky eine Reise nach Paris, London und Dublin, die teils zur Erholung, teils zu Studienzwecken diente. Nach der Selbstbiographie Rokitanskys (Wr. Klin. Wochenschr. 1923, S. 242) wäre diese Reise erst im Jahre 1842 geschehen, doch handelt es sich hier wahrscheinlich um einen Schreibfehler.

Gleich nach seiner Rückkehr trennte er, wie in den Pariser Spitälern, die Hautkranken von den anderen Patienten, um sie genauer beobachten und behandeln zu können.

An seiner Abteilung waren als unbesoldete Hilfsärzte, die man damals nach dem Muster der Kaufmannslehrlinge „Praktikanten" nannte (seit 1857 heißen sie Aspiranten), die Doktoren Ferdinand Hebra und Gustav Loebl eingetreten.

Skoda ermunterte Hebra (1816—1880), sich mit dem Studium der Hautkrankheiten zu beschäftigen, das in Wien noch ganz unbekannt war. Dies tat er mit ungewöhnlichem Eifer und solchem Erfolge, daß er es in wenigen Jahren zu Weltruf brachte. Die ersten Veröffentlichungen Hebras sind als Berichte aus der Abteilung für Hautkrankheiten Skodas erschienen. Hebra konnte als Sekundararzt derselben unabhängig seine Untersuchungen durchführen und nach Gutdünken Kurse abhalten, womit er schon 1842 begann. 1845 gab Skoda die Aufsicht über die sogenannte „Ausschlagsabteilung" ab. Hebra wurde ordinierender Arzt derselben, später Primararzt, machte also denselben Entwicklungsgang wie Skoda durch, nur unter geringeren Schwierigkeiten. Daß Skoda das Genie in Hebra entdeckt und gefördert hat, beweist ebenso seinen Scharfblick als seine wohlwollende nnd großzügige Denkungsart.

In dem hochbegabten Gustav Loebl (1816—1880) erzog sich Skoda seinen treuen Mitarbeiter auf seinem engeren Arbeitsgebiete. Er nahm ihn später als Assistenten auf die Klinik mit, wo er bis 1852 blieb. 1865 wurde Loebl Primararzt der Krankenanstalt Rudolfstiftung, 1869 begleitete er den Kaiser Franz Josef auf seiner Orientreise, 1870 wurde er als Primararzt ins Allgemeine Krankenhaus versetzt. Ein Teil des Berichtes aus Skodas Abteilung ist von Loebl verfaßt. Auch enthält die sechste Auflage von Skodas „Abhandlung" zahlreiche Zusätze von Loebl.

Auch andere jüngere Ärzte seiner nächsten Umgebung eiferte Skoda zu literarischer Verwertung der an der Abteilung gewonnenen Erfahrungen an. So erschien ein ausführlicher Bericht über Typhus von Pfrang, sowie andere Arbeiten von diesem, von Dražić und Menich. Pfrang war später ein sehr angesehener Arzt in Brünn, Dražić, der schon unter Ratter, dem Chef Skodas, gedient hatte, übte die ärztliche Praxis in Wien aus. Ein sehr selten gewordenes Büchlein beschreibt im vormärzlichen Biedermeiertone eine Reise, die er 1846 nach Paris gemacht hat.

Nun stand Skoda auf dem Höhepunkte seines Rufes als Forscher und Lehrer. Derselbe Philipp, der 1840 eine mißgünstige Rezension der „Abhandlung über Perkussion und Auskultation" geschrieben hatte, rühmte 1842 in Cannstadts Jahresberichten die Arbeiten von Schuh und Skoda über Brustfellexsudate als „Muster der Gediegenheit in Bezug auf den Inhalt, der Klarheit in Bezug auf die Form der Darstellung" und sagte, daß sie eine „neue Ära für die Behandlung des Empyems begründen". Vom folgenden Jahre an führte übrigens Gustav Loebl das Referat in dieser wichtigen Zeitschrift; ein Zeichen, wie sehr Skodas Ansehen gewachsen war.

Unter Skodas Hörern sah Wunderlich „Professoren, kaiserliche Räte und bejahrte Praktiker, die wirklich von warmem Eifer beseelt schienen, die Geheimnisse der Auskultation und Perkussion zu erfahren". Auch zahlreiche ausländische Ärzte drängten sich zu seinen Kursen, die er dreimal in der Woche abhielt, manchmal vier Parallelkurse an einem Tage. Die Vorträge betrafen nicht bloß die physikalische Krankenuntersuchung im engeren Sinne, sondern auch die Physiologie und Pathologie des Kreislaufs und der Atmung; sie knüpften an die beobachteten Krankheitsfälle und Sektionen an und waren von physikalischen Experimenten über die Schallerscheinungen unterstützt.

Gegenüber den Vorträgen Skodas traten die offiziellen klinischen Lehrkanzeln in den Hintergrund. Auf Franz X. von Hildenbrand, der 1841 wegen eines Schlaganfalles hatte resignieren müssen, war Franz Wilhelm Lippich (1799—1845) in der Klinik für Mediziner gefolgt. Er interessierte sich vorwiegend für Psychiatrie und suchte allgemeine Gesichtspunkte für das Ganze der Medizin zu gewinnen. Die Klinik für Wundärzte leitete seit 1843 Johann Anton Raimann (1810—1857), der Neffe Johann Nepomuk Raimanns. An der Josephinischen Akademie bestand eine Klinik unter Stefan Schroff (seit 1834 im Amte) und eine für den niederen Kurs der Feldärzte unter Karl Heidler, der 1840 zum Professor für theoretische und praktische Medizin ernannt worden war.

Die Kliniken standen sämtlich unter dem Einflusse der Skodaschen Richtung. Die beiden Assistenten, die

Lippich hatte, Franz Zehetmayer (1840—1843) und Gustav von Gaal (1844—1846), waren Schüler Skodas gewesen. Beide verfaßten Lehrbücher der Perkussion und Auskultation, die im wesentlichen Paraphrasen von Skodas knapp gehaltenem Werke waren.

Zehetmayers Buch, zum Selbstunterrichte bestimmt, war noch einigermaßen eine selbständige Arbeit, die drei Auflagen erlebte. Der Verfasser, ein begabter und tüchtiger Mann, wurde, in seinem dreiunddreißigsten Lebensjahre, im Herbst 1845 Professor der medizinischen Klinik für Wundärzte in Lemberg, wo er nach kaum 6 Monaten am 5. Mai 1846 einem Flecktyphus erlag.

Gustav von Gaal schrieb in seinem Buche dem Professor Lippich, seinem Chef, das Verdienst „um die wissenschaftliche Begründung und Verbreitung der physikalischen Untersuchungsmethode" zu. Diese Behauptung schien auch den Zeitgenossen unbegründet zu sein. Eine Rezension wies ihm außerdem nach, daß ganze Seiten dem Buche Zehetmayers, seines Vorgängers in der Assistentenstelle, „mit beharrlicher Treue nachgebildet" waren.

Die Perkussion und Auskultation diente vielfach als Thema für Doktordissertationen, wobei die Bearbeitung in Auszügen aus Skodas „Abhandlung" bestand. So wurde 1843 Anton Zwierzina aus Lundenburg mit einer Dissertation „de auscultatione et percussione" promoviert, die die wichtigsten Lehren Skodas, z. B. von der vierfachen Qualität des Perkussionsschalles, von „Ton" und „Geräusch" usw. wiedergibt. Allerdings wird sein Name nirgends genannt, auch lautet eine „These" herausfordernd: „Fundamentum medicinae nec anatomia nec physiologia sed philosophia est."

Als Kuriosum sei eine Dissertation aus dem Jahre 1841 von Demetrius Theodor Zocan genannt, welche „Aphorismi de signis acusticis dubiis" betitelt ist und alle wirklichen und scheinbaren Widersprüche und Schwierigkeiten zusammenträgt, die sich bei Laennec, Bouillaud, Piorry u. a. finden. Es wird aber nicht erwähnt, daß Skoda das Meiste davon aufgeklärt und beseitigt hatte.

Auch an der Josefinischen Akademie wurden Auszüge aus Skoda als Doktordissertationen veröffentlicht. So wurde dort Anton Gröschl am 29. Mai 1841 mit einer Dissertation „de percussione et auscultatione" promoviert, die dem Professor Karl Heidler gewidmet ist. Sie hat trotz des lateinischen Titels einen deutschen Text, bekennt sich übrigens ehrlich als Exzerpt aus Skodas „Abhandlung" und zitiert diese häufig. Aus derselben Akademie stammt eine Dissertation von Lib. Günzburg über Perkussion und Auskultation vom Jahre 1843.

Aus der Schule Skodas erschien für Ungarn, die des Deutschen nicht mächtig waren, ein lateinischer Auszug „juxta principia celeberrimi Dr. Skoda" von Ignaz Sauer im Jahre 1842. Der Verfasser (geb. 1801 in Vezprém) wurde bald Professor in Budapest und starb 1863.

Skodas diagnostische Methode.

Was Skodas Namen unter Ärzten und Laien ganz besonders verbreitete und was die fremden Ärzte in seine Kurse zog, das war die neue Methode der Diagnostik, die dort ausgeübt und gelehrt wurde. Der innere Ausbau der Lehre, die man aus dem Munde Skodas und seiner Hilfsärzte kennen lernte, die Propaganda des lebendigen Wortes, waren weit bedeutungsvoller als die literarische Tätigkeit. Hauptsächlich aber imponierten die Diagnosen.

Bisher hatte man eine ontologische Auffassung vom Wesen der Krankheit gehabt, wie Kussmaul auseinandersetzt, dem die folgende Darstellung zum großen Teile entnommen ist. Man sah in den Krankheiten selbständige Dinge, suchte sie nach naturwissenschaftlichen

Grundsätzen einzuteilen, gleich den Tieren und Pflanzen in Gattungen, Familien und Ordnungen zusammenzustellen und ein nosologisches System zu schaffen. Eine Krankheit konnte aus einer anderen durch Vernachlässigung oder verkehrte Behandlung hervorgehen, etwa Tuberkulose aus einem „einfachen Bluthusten" (was noch 1870 F. N i e m e y e r behauptete und S k o d a bekämpfte). Man stellte sich vor, „daß der Typhus aus dem gastrischen Fieber und dieses aus dem Gastrizismus hervorgehe... Man ging dem Gastrizismus mit Brechmitteln und mit Kalomel tüchtig zu Leibe, damit es nicht zum Typhus komme".

Die K r a n k h e i t s b e z e i c h n u n g e n entsprachen den allgemeinen Zustandsbildern, z. B. Wassersucht, Schlagfluß, Nervenfieber, Schleimfieber und ähnliches. Die Aufgabe der Diagnostik bestand darin, in dem Ergebnis der Krankenuntersuchung einen bekannten Krankheitstypus wiederzufinden. Die Sektion konnte daher die Diagnose gar nicht kontrollieren.

Die neue anatomische Richtung erkannte nun die Zustände, die man bisher als selbständige Krankheitswesen aufgefaßt hatte, als die „äußeren Erscheinungen innerer physiologischer Geschehnisse und anatomischer Veränderungen".

Das Definierbare der Krankheit suchte man jetzt in den anatomischen Veränderungen und bestrebte sich, a n a t o m i s c h e D i a g n o s e n zu machen. Diese mußten durch die Sektion bestätigt oder berichtigt werden.

An Stelle der einfachen Wiedererkennung des erlernten Krankheitstypus in dem Zustandsbilde des Patienten trat demgemäß eine zusammengesetzte geistige Operation, die nach Skodas Vorgang ihren Stoff den Erfahrungen des physikalischen Laboratoriums, der Klinik und des Leichenhauses entnahm.

Aus den akustischen Symptomen der Perkussion und Auskultation darf nämlich nach Skodas Lehre, wie schon früher betont, k e i n u n m i t t e l b a r e r S c h l u ß a u f d i e

Krankheit gezogen werden. Die Diagnose der Brustkrankheiten — und analog die anderer Organerkrankungen — baut sich aus drei Teildiagnosen auf; sie wird in drei Schritten gemacht, von denen ein jeder wohl überlegt werden muß.

Die Skodasche Schule ging demnach folgendermaßen vor:

Zuerst wird der Kranke untersucht und die vorgefundenen Abweichungen der akustischen Zeichen von der idealen Norm festgestellt, wobei man sich jeder diagnostischen Äußerung zu enthalten hat.

Nun ist die erste Aufgabe, zu erschließen, was für physikalische Veränderungen in den Organen vor sich gegangen sind, beispielsweise Verdichtung einer Lunge, Ansammlung von Flüssigkeit in einer Körperhöhle oder dergleichen.

Die zweite Aufgabe besteht darin, die (grob-) anatomischen Organveränderungen zu bestimmen, die den physikalischen zugrunde liegen. Die Lunge kann etwa in dem genannten Beispiel entzündlich verdichtet, die Flüssigkeit in der Körperhöhle das Produkt einer eitrigen Entzündung sein.

Zuletzt wird erst die Diagnose der Krankheit gestellt, die zu den anatomischen Veränderungen führt; in unseren Beispielen vielleicht käsige Pneumonie, oder Eiteransammlung, von einem vereiterten Karzinom fortgeleitet.

Um den zweiten Schritt mit Sicherheit tun zu können, müssen alle möglichen Organveränderungen betrachtet werden, welche ein akustisches Zeichen hervorzurufen imstande sind. Die nicht geeigneten, nicht in das Gesamtbild passenden, werden durch Überlegungen ausgeschieden.

Für den dritten Schritt gilt derselbe Vorgang. Hier muß man sich von allen möglichen Krankheiten Rechenschaft ablegen, bei welchen die erschlossenen Organveränderungen vorkommen; die zur Anamnese, zum Krankheitsverlaufe oder zu den anderen Symptomen nicht passenden werden ausgeschlossen. Man entscheidet sich endlich für diejenige Diagnose, welche erfahrungsgemäß alle Einzelerscheinungen zu einem harmonischen Ganzen, dem Krankheitsbilde, vereinigt.

Dieses System der Diagnostik, durch Aufzählung aller Möglichkeiten und Ausschließung der nicht geeigneten, nannte man das Verfahren der Ausschließung, die „Diagnose per exclusionem" mit einer dem scholastischen Latein entlehnten Bezeichnung. Es galt nach der Versicherung der Zeitgenossen Wunderlich, Kussmaul und Niemeyer als die besondere Eigentümlichkeit der Wiener und Prager Schule. Sie hat sich durch mündliche Tradition bis heute erhalten; von den Wiener Klinikern hat bloß Nothnagel eine andere Methode gelehrt, die er in einer eigenen Schrift auseinandergesetzt hat.

Die Diagnose durch Ausschließung ist übrigens in der Medizin nicht grundsätzlich neu. Schon die Antike hat sie in der Schule der Methodiker gepflegt, wie durch Caelius Aurelianus überliefert ist. Auenbrugger und Stokes haben ihre Schlußfolgerungen aus den physikalischen Untersuchungsbefunden in der gleichen Weise gezogen. Aber erst Skoda hat das Verfahren systematisch zu einer strengen Regel ausgebildet.

Das logische Gerüst dieser Art von Diagnosenstellung ist in der herkömmlichen Bezeichnungsweise der formalen Logik eine Kette von zwei oder drei disjunktiven Schlüssen nach dem Modus tollendo ponens. Voraussetzung für die Gültigkeit eines solchen Schlußverfahrens ist bekanntlich, daß die einzelnen Glieder auf Grund einer einwandfreien Einteilung gebildet seien, daß sie demnach zu einander im Verhältnis der Ausschließung stehen und daß ihre Aufzählung mindestens empirisch vollständig sei. Die sukzessive Ausscheidung der einzelnen Glieder kann auf dem Gebiete der empirischen Wissenschaften nur selten mit voller Bestimmtheit, gewöhnlich bloß mit einer gewissen Wahrscheinlichkeit geschehen. Mitunter bleiben einige Möglichkeiten übrig, unter denen die Auswahl in suspenso gelassen werden muß.

Für die Vollständigkeit in der Aufzählung der anatomischen Veränderungen bei der Diagnose muß die pathologische Anatomie Gewähr leisten. In der Tat gründete sich die systematische Diagnostik Skodas auf die Forschungen Rokitanskys und gelangte mit diesen zugleich zu Ruf und Ansehen.

Die Berichte der Zeitgenossen stimmen darin überein, daß Skoda seine vielbewunderten diagnostischen Überlegungen mit einer Präzision durchführte, die allen diesen Forderungen der logischen Theorie entsprach. Indem er mit dem größten Scharfsinn in jedem Falle das ganze Tatsachenmaterial durchmusterte, gelangte „er durch Exklusion und Wahrscheinlichkeitskalkül zur endlichen Diagnose." (Wunderlich.) Er gestand aber auch rückhaltslos zu, wenn ein Schluß nur mit geringer Wahrscheinlichkeit möglich und wenn eine endgültige Entscheidung unmöglich war.

Der geübte Schüler Skodas lernte die drei Stadien der diagnostischen Überlegung bei scheinbarem Verzicht auf Perkussion und Auskultation in wenigen Augenblicken zu durchlaufen. So kamen die berühmten „Blitzdiagnosen" zustande, welche damals in der ganzen Welt angestaunt wurden. Skoda und seine Schüler erkannten durch einmaliges Auflegen der Hand auf die Herzgegend aus dem Gefühl des präsystolischen Katzenschnurrens und der getasteten Verstärkung des zweiten Pulmonaltons die Schrumpfung der linken venösen Herzklappe, durch bloße Untersuchung eines Fußes, aus dem tönenden Pulse der Arterie auf dem Fußrücken, den Fehler der Aortenklappen. So machte Loebl seine berühmte Diagnose auf Verschluß der Brustaorta nahe dem Ductus Botalli durch Betrachtung des Kollateralkreislaufes.

Die Skepsis und der therapeutische Nihilismus.

Skoda hatte sich als unabhängiger Denker von den in der Schule überlieferten Gedankengängen und von den herrschenden Ideen seiner Jugendzeit losgerungen. Es ist begreiflich, daß er nicht bei der physikalischen Krankenuntersuchung und Diagnostik stehen blieb.

Der Kliniker Kussmaul schildert das folgendermaßen: „Skodas Kritik beschränkte sich nicht auf die Diagnostik, wie sie bisher geübt wurde, sie erstreckte sich auf das ganze Gebiet der Pathologie und insbesondere auch der Therapie. Die Heilkunde, in dem Zustande, worin sie sich damals befand, erschien ihm als ein Chaos, ein wüster Sumpf, aus dem nur zwei mit geordnetem fruchtbaren Erdreich bedeckte Inseln hervorragten, die pathologische Anatomie und die physikalische Diagnostik. Im übrigen war sie ihm ein wirres Gemenge roher Beobachtung und Erfahrung, unerwiesener, widersprechender Lehrmeinungen, Vorschriften und Kurverfahren. Überall galt es, unbekümmert um die alten Schulsätze, die Medizin von Grund aus neu aufzubauen. Schonungslos legte er, im privaten Umgang mit seinen Schülern und in der Klinik selbst, die Lücken und Schäden der bisher geübten Heilkunst bloß."

„Der Einfluß eines so scharfsinnigen Kopfes und unerschrockenen Denkers auf seine Schüler war ungeheuer; sie schrieben den Zweifel als obersten Wahrspruch auf ihr Banner, glaubwürdig war für sie einzig und allein, was Rokitansky und Skoda lehrten und nur, was man in Wien mit eigenen Augen gesehen und geprüft hatte; was von außen kam, stieß auf Zweifel, selbst höhnischen Widerspruch, keine Überlieferung war ihnen heilig."

Mit dieser Skepsis folgten Skoda und seine Schüler einer alten Wiener Tradition, die wahrscheinlich auf Boerhave zurückgeht. Hermann Boerhave (1668—1738), der Lehrer Gerhard van Swietens, übte auf den Unterricht in Wien unter Maria Theresia den allergrößten Einfluß. Eine alte Biographie meldet von ihm, „daß er Spinozas Schriften fleißiger las, als es seine rechtgläubigen Zeitgenossen billigten. Aber ihn leitete nur das redliche Streben nach Wahrheit: von Natur zum Pyrrhonismus geneigt, fand er, daß die Skepsis oder die gründliche Erforschung aller Lehrmeinungen vorausgehen müsse, wenn man den Weg zum Tempel der Wahrheit sicher verfolgen wolle". „Non credulitate stulta, sed clara demonstrationis fide" — nicht durch dumme Leichtgläubigkeit, sondern durch die Evidenz des Beweises sollten die Studenten von den Lehren der Heilkunst überzeugt werden, hatte Boerhave 1703 in einer programmatischen Festrede versprochen.

In der ganzen alten Wiener Schule seit Van Swieten herrschte nach den Berichten der Zeitgenossen eine skeptische Stimmung vor, wenn sie auch in den Veröffentlichungen jener Zeit keinen Ausdruck fand. Neuburger hat in seinen Sammlungen alter Berichte mehrfach darauf hingewiesen und auch auf die Vorliebe für die sogenannte exspektative Behandlung aufmerksam gemacht, die den fremden Ärzten, die energische Anwendung von Aderlässen, Brechmitteln und Abführkuren gewöhnt waren, schon lange vor Skoda bei manchen Professoren und Spitalsärzten auffiel.

Diese mündlich überlieferte Wiener Skepsis betraf zunächst die übliche Therapie, der eine kurze Darstellung gewidmet werden muß.

Die Grundlage der Behandlung war in der ersten Hälfte des XIX. Jahrhunderts eigentlich die Lehre des Galenus. Man hatte die Anzeigen zur Behandlung — „Indikationen" — der „Natur der Krankheit" (indicatio morbi) oder den besonders auffälligen Symptomen (indicatio symptomatica) zu entnehmen. Die Natur der Krankheit war nach uralter Lehre ein Produkt der Säftemischung

(Dyskrasie), der vier Temperamente und der vier Elemente der antiken Physik. Hiezu kamen noch Indikationen des Alters, Geschlechtes, Aufenthaltsortes und ähnliches. Die Wirkung der Arznei bestand nach Galenischer Lehre hauptsächlich in den Elementarwirkungen des Warmen, Kalten, Trockenen und Feuchten. Bei den bitteren Mitteln herrschte beispielsweise die Wärme vor, bei den Säuren die Kälte. Hiezu kamen noch spezifische Wirkungen, wie Erbrechen und Abführen.

Wer schulgerecht nach Galenischer Methode behandelte, hatte die Natur der Krankheit und der Symptome zu bestimmen und jene Mittel zu wählen, welche die entgegengesetzten Eigenschaften hatten (contraria contrariis). So waren bei einer „hitzigen Krankheit" Säuren, Salpeter und ähnliches zu verabreichen. Da ein zu stark kühlendes Mittel mit einem erwärmenden, ein zu stark austrocknendes Mittel mit einem feuchten gemischt und bei allem noch die Nebenindikation von Alter, Geschlecht usw. berücksichtigt werden mußte, ergab sich Gelegenheit zu einer Unmenge von Arzneikombinationen und ellenlangen Rezepten.

Zu diesen Grundlehren kam noch die aus grauer Vorzeit stammende Lehre von den kritischen Ausscheidungen. Weil einige Erkrankungen, wie Malaria, Rückfallfieber und manche Lungenentzündungen mit einem heftigen Schweißausbruch enden, weil die Beschwerden infolge übermäßigen Essens nach Erbrechen der Speisen aufhören, hatte man geschlossen, daß die Erzeugung von Schweiß oder Erbrechen bei Krankheiten überhaupt heilsam wirken müsse. Man rief durch verschiedene Eingriffe Schweiß, Erbrechen und Abführen hervor, um eine „Krise", das hieß „Entscheidung der Krankheit", zu bewirken. Nun kommt es aber gerade bei der Lungenentzündung auch vor, daß der Kranke während eines reichlichen Schweißausbruches stirbt. „Um dieses unbestreitbare Faktum zu deuten, hat man die Existenz eines kritischen Schweißes vorausgesetzt und denselben von einem nichtkritischen zu unterscheiden sich bemüht. Natürlich hat man alle diejenigen Schweiße kritisch genannt, auf die Besserung und Genesung erfolgte, alle anderen aber als nichtkritisch bezeichnet, weil man keine anderen Unterscheidungszeichen herauszubringen vermochte. Wie wenig eine solche Unterscheidung in der Wissenschaft begründet und in der Anwendung nutzbringend ist, braucht nicht erst bewiesen zu werden." (Dietl, 1848.)

Dieses scheinbar rationelle System der Behandlung hat viele Jahrhunderte lang geherrscht, obzwar bei seiner Anwendung die Schwierigkeiten nicht fehlten. Wie erkannte man die „Natur der Krankheit"? Hier reihte man nach Übereinkommen und Willkür die Krankheiten in verschiedene Gruppen und ließ dem epidemischen Genius oder dem Genius loci einen weiten Spielraum. Bei der Bestimmung des „hitzigen" Charakters war nicht etwa die Temperaturmessung von Bedeutung; denn das Thermometer war zwar schon im 18. Jahrhundert angewendet worden, aber wieder in Vergessenheit geraten. Die Auswahl der geeigneten Arzneimittel war teils auf willkürliche Bestimmungen alter Autoritäten, teils auf mystische Vorstellungen, teils auf Beobachtungen gegründet, die einer schärferen Kritik nicht Stand halten. Nach Galenus galt Opium als ein ganz besonders Kälte erzeugendes, Bibergeil als erhitzendes Mittel. Bei Gicht wurden Säuren verboten, weil im Gichtanfall nicht selten erbrochen wird und man nach der Entdeckung der Lakmustinktur im 17. Jahrhundert gefunden hatte, daß dieses Erbrochene sauer reagiert. So erblickte man in dieser „kritischen Ausscheidung" einen Beweis von der Überladung des Körpers mit Säuren und übersah vollkommen, daß der normale Magensaft stets sauer ist.

Gegen den galenischen Grundsatz, stets die der „Natur der Krankheit" entgegengesetzten Heilmittel zu wählen, hatte Samuel Friedrich Christian Hahnemann

(1755—1843) das „similia similibus" vertreten. Aus Beobachtungen an sich, seiner Familie und seinen Freunden verzeichnete er die subjektiven Empfindungen, die nach der Einnahme verschiedener Arzneimittel auftraten, bestimmte danach die „Wirkung" und gab bei Erkrankungen jene Arzneien in sehr kleinen Dosen, die bei Gesunden den Krankheitssymptomen ähnliche Wirkungen hervorriefen. Die Anhänger dieser Behandlungsart nannten sich Homöopathen, ihre galenischen Gegner Allopathen.

Die unleugbaren Erfolge, die auch die homöopathische Behandlung ohne die ekelhaften Brech- und Abführmittel gelegentlich zu erzielen schien, mußten die Zweifel an den alten Meinungen notwendig vermehren.

Bei S k o d a kamen noch persönliche Erfahrungen hinzu, auf die Kussmaul hingewiesen hat. Als er die physikalische Krankenuntersuchung neu begründete, mußte der Gedankengang, der aus den **mechanischen** Verhältnissen der Brustorgane die Symptome erklärte, in konsequenter Durchführung auf die Behandlung durch **mechanische** Eingriffe leiten. Dem hatte auch die Ausbildung der Methoden zur Punktion des Brustfellraumes und des Herzbeutels entsprochen.

Die Bevorzugung der mechanischen Methoden und der mechanischen Denkweise lag übrigens in der Zeitströmung, die in den Vierzigerjahren weite Kreise ergriffen hatte. Ihr ärztlicher Wortführer war der berühmte Philosoph R u d o l f H e r m a n n L o t z e, damals auch Privatdozent der Medizin in Leipzig. Er hatte 1842 eine „Allgemeine Pathologie und Therapie als mechanische Naturwissenschaft" geschrieben. Darin verkündete er: „Wir machen **d i e d u r c h gängige Herrschaft der mechanischen Ansicht** geltend, weil sie die allgemeinen Grundbegriffe der Pathologie liefern muß..." Es ist bekannt, daß diese Richtung J u l i u s R o b e r t M a y e r 1842 auf die Entdeckung des Gesetzes von der Erhaltung der Energie brachte und daß sie später in den naiven Materialismus Ludwig Büchners ausmündete.

Skodas Bestrebungen zur Heilung der entzündlichen Ergüsse im Brustraum durch Operation waren anatomisch und physiologisch richtig begründet. Skoda vertrat zum Beispiel die Ansicht, daß man jeden Erguß frühzeitig entleeren müsse, weil sich die Lunge nicht mehr ganz entfalte, wenn sie lange durch das Exsudat zusammengedrückt gewesen. So schien auf Grund der rationellen Diagnostik eine rationelle Therapie angebahnt.

Nun hatten aber die Erfolge dieser Eingriffe, die Skoda und Schuh anfangs sehr häufig ausgeführt hatten, keineswegs den Erwartungen entsprochen. Heute wissen wir, woran dies lag. Die wohlbegründete operativ-mechanische Behandlung mußte häufig fehlschlagen, weil man die Infektion noch nicht beherrschen konnte, weil die Folgen des Eindringens von Luft in den Brustfellraum, trotz der Versuche Schuhs, nicht völlig aufgeklärt waren, und weil die operative Technik bei eitrigen Exsudaten ungenügend war.

Für Skoda mußten diese unerklärlichen Mißerfolge seiner rationellen Therapie eine schwere Enttäuschung bedeuten und ihn gegen seine eigenen therapeutischen Überlegungen mißtrauisch machen.

Er ging von der häufigen Anwendung der Thoraxpunktion wieder ab und beschränkte sich, wie ein Zeitgenosse 1847 berichtet, auf die Indicatio vitalis, „wo wegen der Größe des Exsudats auf die Möglichkeit der Resorption nicht mehr gerechnet werden kann und der Kranke im Zustande der Orthopnoe und Erstickungsgefahr ist".

So wurde Skoda durch seine eigenen Erfahrungen immer mehr zur Zurückhaltung in der Beurteilung von Heilmethoden und Heilungsergebnissen veranlaßt, was ihm insbesondere die älteren praktischen Ärzte verübelten. „Es ist bekannt" — schrieb 1846 die „Allgemeine medizinische Zentralzeitung" — „daß Skoda nur die Diagnose zu stellen pflegt, alles Therapeutische ihm hingegen völlig gleichgültig ist und ihm alle Mittel, welche bei Konsultationen vorgeschlagen werden, recht sind, oder er bei stärker eingreifenden höchstens im stillen und geheim zu lächeln pflegt."

Von anderer Seite wurde dagegen die Skepsis der neuen Wiener Schule eifrig verteidigt, zum Beispiel von Gorup-Besanez 1844 in einem ausführlichen Aufsatze im „Archiv für physiologische Heilkunde". Übrigens war die Enthaltung von eingreifenden Arzneien und den martervollen „Revulsivmethoden" der Zugpflaster, Haarseile und Glüheisen nicht auf Wien beschränkt. In München lehrte Gietl dasselbe. Er hatte sich im Winter von 1834 auf 1835 als Leibarzt des Kronprinzen von Bayern in Wien aufgehalten und hatte mit Rokitansky und Skoda freundschaftlich verkehrt.

Skoda hat sich niemals über therapeutische Grundsätze in einer Publikation ausgesprochen. Die Zeitgenossen berichten, daß er auf seiner Abteilung anfangs die damals allgemein üblichen Mittel anwendete, später immer mehr die eingreifenden Methoden und Arzneien vermied, mit denen man die „kritischen Ausscheidungen" erzwingen wollte. Insbesondere wurde der Aderlaß nicht mehr ausgeführt, den man bisher bei fieberhaften Erkrankungen für unumgänglich gehalten hatte. In seinen klinischen Vorlesungen, von denen das Wiener Institut für Geschichte der Medizin eine große Anzahl Kollegienhefte der Hörer besitzt, hat er stets eine besonnene und vorsichtige Therapie vorgetragen, die auf empirischer Grundlage ruhte. So hat er z. B. eingehend die Behandlung des Dekubitus besprochen. Auch erprobte neuere Mittel wandte Skoda vielfach an, so das Chloralhydrat und beim Gelenksrheumatismus die Salizylsäure.

Die Skepsis des Meisters führte, wie schon oft, zum Dogmatismus der Schüler. „Bei vielen Jüngern Skodas war es geradezu Axiom geworden: Nichtstun sei das Beste in der inneren Medizin." (Kussmaul.) Man bezeichnete dieses Verhalten als „Nihilismus".

Zu den Radikalen gehörte Josef Dietl, seit 1841 Primararzt des Krankenhauses Wieden, der 1845 eine scharfe Streitschrift gegen die bisher übliche Auffassung der Heilkunst veröffentlichte und das Postulat einer rein rationellen Therapie aufstellte. Berühmt wurde seine Schrift über den Aderlaß bei der Lungenentzündung aus dem Jahre 1848, worin er durch zahlreiche Beobachtungen die Nutzlosigkeit und Schädlichkeit dieses Eingriffes nachwies. Er wurde 1851 Professor in Krakau, nach seinem Rücktritt vom Lehramt Bürgermeister dieser Stadt.

Bewerbung um die Lehrkanzel in Wien.

Der natürliche Gegensatz zwischen der alten und der jungen Generation war durch Rokitansky und Skoda gerade unter den Ärzten besonders verschärft. Von den älteren hatten viele der neuen Richtung nicht folgen können. Sie waren nicht mehr imstande, die Methoden der Perkussion und Auskultation zu erlernen und konnten sich überhaupt in der anatomisch-klinischen Denkweise nicht zurecht finden. Mit der Ausbreitung der neuen Lehre, mit ihrem Bekanntwerden unter den Laien, sahen sie den sicheren Boden unter sich einbrechen, Praxis und Existenz geschädigt. Dieser Vorgang spielte sich in jener Zeit in Europa überall ab, wohin die jungen Ärzte mit den neu errungenen Kenntnissen kamen. Überall bestand unter den Ärzten der alten Schule die gleiche Abneigung gegen Perkussion und Auskultation, Temperaturmessung und Augenspiegel. „In der Literatur haben diese Ansichten natürlich schwächeren Ausdruck gefunden, weil die alten Herren doch zu vorsichtig und weltgewandt waren", erzählt Helmholtz von Deutschland. In Wien war man nicht so vorsichtig. Der Professor der Augenheilkunde Anton

Rosas veröffentlichte 1842 in den „Medizinischen Jahrbüchern" einen langen Aufsatz „Über die Quellen des heutigen ärztlichen Mißbehagens", „worin sich hinter dem angeblichen und als Ursache beschuldigten Verfalle der Wissenschaft der geheime Ärger über Praxisfallimente und Abnahme der Kundschaft nur schlecht verbarg". (Quitzmann 1850.)

Durch seine skeptische Richtung und gar durch den therapeutischen Nihilismus seiner Anhänger hatte sich Skoda auch die Abneigung der Apotheker zugezogen, wie aus seinen Briefen hervorgeht.

In der relativ unabhängigen Stellung eines Primararztes konnte Skoda ohne Rücksicht auf solche Gegnerschaften seine Arbeiten und Studien fortsetzen. Er hatte sich allmählich die allgemeine Achtung erzwungen, damit auch eine auskömmliche konsultative Praxis, so daß er seine greisen Eltern und seinen jüngeren Bruder unterstützen konnte.

Da starb ganz unerwartet am 12. Dezember 1845 der Professor der medizinischen Klinik für Ärzte Wilhelm Lippich an Meningitis, die von einem vereiterten Ohrpolypen ausgegangen war.

Zur vorläufigen Vertretung der Lehrkanzel wurde Johann Anton Raimann, der Professor der medizinischen Klinik für Wundärzte, bestimmt und für die definitive Besetzung der Konkurs angeordnet.

Es meldeten sich zahlreiche Bewerber. Ein anonymer Korrespondent der „Allgemeinen medizinischen Zentralzeitung" in Berlin nennt Helm in Pavia, Hornung in Salzburg, Verson in Padua, Sauer in Budapest, Oppolzer in Prag, Schroff, Raimann und Skoda in Wien und bemerkt dazu: „Unter diesen Männern dürfte die Wahl allerdings schwer sein, weil keiner einen wesentlich überragenden Vorzug, jeder dagegen eine genügende Befähigung zu besagtem Lehramte besitzt."

Später erzählte man in den angeblich eingeweihten Kreisen Wiens, wie derselbe Berichterstatter meldet, daß Schroff, Raimann und Oppolzer die meisten Aussichten hätten. Man sieht, daß die Bedeutung Skodas keineswegs allgemein anerkannt wurde.

Die Erledigung wurde dadurch verzögert, daß der Referent für die medizinischen Angelegenheiten in der Studienhofkommission, Ludwig Freiherr von Türkheim, der Gönner Skodas, während dieser Zeit plötzlich starb, und der erste Präses der medizinischen Fakultät und Direktor des medizinisch-chirurgischen Studiums, Johann Nepomuk von Raimann, seine Stelle nur dem Namen nach ausfüllte, da er geisteskrank geworden war.

Der Besetzungsvorschlag wurde daher vom Vizedirektor des medizinisch-chirurgischen Studiums und Vizepräses der medizinischen Fakultät Wilhelm Edlen von Well (1797—1879) erstattet und lautete als Ternavorschlag: Schroff, Raimann, Hornung. Die niederösterreichische Regierung änderte nur die Reihenfolge der Vorgeschlagenen: Schroff, Hornung, Raimann.

In formeller Hinsicht war dieser Besetzungsvorschlag sicherlich korrekt, denn alle drei Genannten waren klinische Assistenten gewesen und schon längere Zeit als Professoren tätig, was beides bei Skoda nicht zutraf.

Stefan Schroff (geb. 1799) hatte zuerst die 1831 gegründete medizinische Klinik für den niederen Kurs der Feldärzte am Josefinum geleitet, dann seit dem Jahre 1834 die medizinische Klinik für Ärzte an derselben Anstalt.

Anton Michael Hornung war 1832 Professor der theoretischen und praktischen Medizin an der mediko-chirurgischen Lehranstalt des Lyzeums in Salzburg geworden und lehrte dort seit 1835 praktische Medizin.

Johann Anton Raimann war seit 1843 Professor der medizinischen Klinik für Wundärzte an der Universität in Wien.

Vom Beamtenstandpunkte, der vorerst das Dienstalter und die bisherige dienstliche Verwendung zu berücksichtigen hat, war die gewählte Reihenfolge unanfechtbar, sobald man die Besetzung der Wiener klinischen Lehrkanzel als einfaches Vorrücken im Dienste betrachtete. In den dienstlichen Akten war ja nichts darüber enthalten, daß S k o d a nicht bloß die klinischen Untersuchungsmethoden umgestaltet, sondern auch die ganze Auffassung der Medizin von Grund aus reformiert hatte.

Skoda stand daher bei seiner Bewerbung vor ungeheuren Schwierigkeiten. Ein Votum des Professorenkollegiums wäre gegen ihn ausgefallen, denn in den akademischen Kreisen hatte er fast nur Gegner, unter denen der alte R o s a s, der Botaniker S t e f a n von E n d l i c h e r und der Professor der Pathologie S t a n i s l a u s T ö l t e n y maßgebend waren. Der Assistent der vakanten Klinik G u s t a v v. G a a l suchte sogar die Studenten zu einer Bittschrift gegen die Ernennung Skodas zu veranlassen.

Ebenso aussichtslos wäre ein Appell an die medizinische Fakultät gewesen, die damals nach mittelalterlicher Einrichtung die Gesamtheit der Doktoren der Medizin in Wien darstellte, denn auch hier waren die Gegner Skodas in der Mehrzahl und der Vorsitzende war eben W e l l.

Skoda war jedoch nicht mehr der dürftige Sekundararzt, dem die Weisheit einer hohen Behörde eine Stelle in einem mährischen Landstädtchen verweigern konnte. Er kannte die österreichische Verwaltung und wußte Bescheid in den amtlichen Wegen und außeramtlichen Einflüssen.

Ein Aktenstück, das seine wissenschaftliche Befähigung amtlich beurkundete, war tatsächlich vorhanden; es war ein Votum des verstorbenen T ü r k h e i m bei der k. k. vereinigten Hofkanzlei über die Besetzung der Lehrkanzel, welches Skoda dazu vorgeschlagen hatte.

Ferner waren wegen der Erkrankung des älteren R a i m a n n und des Todes T ü r k h e i m s wichtigere Akten über medizinische Angelegenheiten schon mehrmals ausnahmsweise dem Protomedikus von Böhmen, Ignaz Freiherrn von Nadherny (1798—1867), zum Referat zugewiesen worden. Das war allgemein bekannt, wie auch die „Allgemeine medizinische Zentralzeitung" in einer Notiz berichtet.

Es gelang nun Skoda, den Erzherzog Ludwig, den eigentlichen Regenten Österreichs, durch den Staatsminister Grafen Kolowrat für sich günstig zu stimmen. So wurde von Nadherny ein neuerliches Gutachten in der Besetzungsfrage verlangt.

Rokitansky hatte schon früher ein Separatvotum über die Lehrkanzel der inneren Medizin abgegeben, worin er Skoda als „Leuchte für den Lernenden, als ein Muster für den Strebenden und als Fels für den Verzagenden" geschildert hatte. Rokitansky schrieb nun außerdem persönlich an Nadherny einen Brief, „worin ihm mit dürren Worten gesagt wurde, was man von ihm erwarte", wie Skoda seinem Bruder Franz berichtete.

Monatelang dauerte es, bis Nadherny sein Referat fertiggestellt hatte, viel zu lange für Skódas Ungeduld, wie wir aus seinen Briefen wissen. Unterdessen scheint in Wien die Kunde durchgesickert zu sein, daß Skoda sich sehr hoher Protektion erfreue, und man beeilte sich, ihm, als dem kommenden Manne, an allen Amtsstellen zu versichern, daß man vor ihm die allergrößte Hochachtung habe.

Endlich kam das Referat aus Prag. Nadherny, der übrigens auch auf die Berufung Virchows nach Würzburg Einfluß geübt hatte, nannte Skoda primo loco und widerlegte sämtliche Angaben, die gegen seine Befähigung gemacht worden waren. Er wies auch auf Oppolzer und Helm hin — letzterer wurde später Direktor des Allgemeinen Krankenhauses in Wien — faßte aber seine Überzeugung dahin zusammen, daß nur Skoda für die Stelle geeignet sei.

So wurde Skoda endlich „mit Allerhöchster Entschließung vom 26. September 1846" ernannt und am 9. Oktober 1846 beeidet. Am 15. Oktober 1846 hielt er seine Antrittsrede in lateinischer Sprache. Die lateinische Unterrichtssprache war in den medizinischen Kliniken Österreichs obligat, während sie in Deutschland allmählich außer Gebrauch gekommen war. Noch wenige Dezennien vorher hatte man dort auf klassisches Latein in der Klinik große Stücke gehalten, selbst der fortschrittlich gesinnte Friedrich Nasse in Bonn war energisch dafür eingetreten und hatte die Herausgabe eines deutsch-lateinischen Wörterbuches für Mediziner veranlaßt, das bei Adolf Marcus in Bonn und bei Carl Gerold in Wien erschien.

Skoda schritt bald nach seiner Ernennung um die Bewilligung ein, in deutscher Sprache vorzutragen, was ihm auch gewährt wurde. Allgemein verschwand das Lateinische aus dem Unterricht der weltlichen Fakultäten jedoch erst mit dem Jahre 1848.

Die Antrittsrede. — Antrag auf Errichtung einer zweiten Klinik.

In der Antrittsrede entwickelte Skoda ausführlich seine erkenntnistheoretischen Grundsätze, die ungefähr den Richtungen entsprechen, die man heute als Phänomenalismus oder als idealistischen Positivismus bezeichnet. „Es gebe keinen Weg", heißt es in dem ausführlichen Referat über die Rede, „die innere Ursache der Erscheinungen zu ergründen, und kindisch sei das Beginnen, sie durch willkürlich angenommene Kräfte finden zu wollen." „Ursache" und „Wirkung" sind für Skoda nur Bezeichnungen „nach logischen Gesetzen" für das unabänderliche Aufeinanderfolgen der Erscheinungen. Die Medizin wird sich, wie alle empirische Wissenschaft, niemals zu einem vollständigen und geschlossenen System entwickeln; „wenn die heutige Medizin vielen Kranken noch unvollkommen erscheine, so sei dies ein Gebrechen, das sie mit der Medizin der alten und aller künftigen Zeiten gemein habe". Die Übereinstimmung dieser Äußerungen mit den Auffassungen Machs oder Vaihingers ist nicht zu verkennen.

Der Standpunkt des erkenntnistheoretischen Idealismus oder des radikalen Phänomenalismus liegt eben gerade dem denkenden Arzte sehr nahe, der alltäglich aus den äußeren Krankheitserscheinungen auf die Veränderungen im Körper schließen soll und dem der innere Vorgang im Organismus um so mehr zum entfernten, immer neue Rätsel bietenden Problem wird, je mehr er davon erforscht. So waren schon im Altertum die Ärzteschulen der „Methodiker" und der „Empiriker" solchen Weltanschauungen geneigt, wie die Geschichtschreiber der Philosophie in neuerer Zeit erörtert haben. So ist Skodas Freund Rokitansky bekanntlich ein überzeugter Anhänger des transzendentalen Idealismus Kants gewesen, den er in ausgezeichneten Reden vertreten hat. Skoda hat die Kundgebung seiner philosophischen Grundanschauungen auf diese Antrittsrede beschränkt.

Am Schlusse seiner Rede sagte Skoda, daß die Zahl der Studierenden die Kräfte einer einzigen Lehrkanzel übersteige und daß er wünsche, daß mehrere Kliniken geschaffen werden. In der Tat beantragte er die Errichtung einer zweiten medizinischen Klinik — eine Selbstlosigkeit, die an keiner Universität der Welt etwas Alltägliches wäre.

Auf die zweite medizinische Klinik wurde 1849 Johann Oppolzer (1808—1871) von der Universität Leipzig berufen, Schüler und Freund Skodas. Er war von 1841 bis 1848 Kliniker in Prag gewesen und genoß den Ruf eines vorzüglichen Diagnostikers und Lehrers. Skoda behandelte ihn in seiner Todeskrankheit, deren Diagnose unsicher war.

Akademie der Wissenschaften. — Eintreten für Semmelweis.

Im Jahre 1847 war in Wien die **Kaiserliche Akademie der Wissenschaften** gegründet worden. Skoda wurde am 25. Juli 1848 von Kaiser Ferdinand zum wirklichen Mitgliede derselben ernannt und beteiligte sich eifrig an den Sitzungen und Arbeiten des Instituts. Er trug über **bemerkenswerte Krankheitsfälle** vor, besprach im Anschluß an eine Beobachtung von **Fehlen des Brustbeins** die **Theorien des Herzstoßes** und erörterte auch **diagnostische Fragen**.

Am 28. November 1861 erstattete er einen Bericht über die Sammelforschung, welche die Akademie über den **Stand des Kretinismus in Österreich** veranstaltet hatte. Leider ist der Bericht nicht gedruckt worden, es ist davon nur bekannt, daß sich Skoda gegen die Trinkwassertheorie des Kropfes ausgesprochen hat.

Von besonderer Bedeutung für das Charakterbild Skodas ist seine Stellung zu der **Entdeckung von Semmelweis**.

Ignaz Philipp Semmelweis (1818—1865) war Assistent an der Gebärklinik von Professor **Johann Klein**. Er hatte gefunden, daß das **Kindbettfieber** eine Blutvergiftung (Pyämie) ist, die hauptsächlich in den Gebäranstalten der Universitäten durch die Übertragung von Leichengift auf die Innenfläche der Gebärmutter entsteht. Nachdem er die obligatorische Waschung der Hände der Untersuchenden mit Chlorkalklösung und Reinigung der Instrumente und des Verbandmaterials eingeführt hatte, war die Sterblichkeit in der Klinik von

9·92% in den Jahren 1841—1846 auf 1·27% im Jahre 1848 gesunken.

Semmelweis war auf seine Entdeckung durch den Vergleich der Statistik der Klinik für Studierende und der Klinik für Hebammen und die Beobachtung gekommen, daß der anatomische Befund bei Kindbettfieber mit dem bei Pyämie durch sogenanntes Leichengift (Streptokokkeninfektion) übereinstimmt.

Diese grundlegende Entdeckung wurde von wenigen sofort in ihrer ganzen Tragweite erfaßt, von den meisten abgelehnt. Im Auslande fand sie Anerkennung bei manchen Geburtshelfern, denen sie Semmelweis brieflich mitgeteilt hatte, die Pariser Akademie verwarf sie. Hebra brachte als Redakteur der „Zeitschrift der Gesellschaft der Ärzte" schon 1847 eine ausführliche Mitteilung darüber, worin er die Angelegenheit als höchst wichtig bezeichnete. Dagegen erfuhr Semmelweis von seinem unmittelbaren Vorgesetzten, dem Professor Klein, die größten Unannehmlichkeiten.

Von diesem Verhalten abgesehen, war Klein übrigens ein vielseitig gebildeter, kenntnisreicher Mann, der eine berühmte historische Bibliothek der Geburtshilfe besaß.

Skoda führte den Kampf für den unterdrückten genialen Mann in energischer Weise. Er stellte im Professorenkollegium den Antrag, die neue Entdeckung durch eine Kommission zu prüfen und ihr Anerkennung zu verschaffen, wenn sie sich bewähren sollte. Allein Klein protestierte beim Ministerium dagegen, und das Ministerium verbot die kommissionelle Prüfung der Angaben von Semmelweis. Skoda wandte sich an die Akademie, als die einzige unabhängige Körperschaft, die im damaligen Österreich einem Minister opponieren konnte, und hielt in der Sitzung vom 18. Oktober 1849 einen Vortrag „über eine der wichtigsten Entdeckungen im Gebiete der Medizin". Er brachte darin die Anfeindungen, die Semmelweis zu erdulden hatte, an die Öffentlichkeit und beantragte zur Förderung seiner Forschungen eine Geldunterstützung für Tierversuche.

Skoda als klinischer Vorstand und Lehrer.

Mit der Übernahme der Lehrkanzel war Skoda vor neue Aufgaben gestellt. Hatte bisher sein Interesse und seine Unterrichtstätigkeit fast ausschließlich der physikalischen Diagnostik gegolten — so daß ein reisender Engländer von seiner Abteilung als „purely a stethoscopic clinic" sprach, — so hatte er jetzt das gesamte Gebiet der Krankheitslehre zu behandeln.

Sein Lieblingsthema blieben freilich die Erkrankungen des Herzens, über die er noch mehrere wertvolle Abhandlungen veröffentlichte. Auch mit therapeutischen Fragen beschäftigte er sich. Insbesondere führte er die Behandlung des Lungenbrandes durch Inhalation von Terpentinöldämpfen ein, die noch heute üblich ist. Er besprach seine Erfahrungen darüber in drei Vorträgen in der Gesellschaft der Ärzte in den Jahren 1852 bis 1855. Wir bemerken anhangsweise, daß die erste Originalabhandlung schwierig aufzufinden ist, weil das Register des betreffenden Jahrganges der Zeitschrift unvollständig ist.

Außerdem erörterte er einen Fall von Katalepsie, über den er sowohl in der Akademie der Wissenschaften als auch in der Gesellschaft der Ärzte sprach.

Im ganzen trat jedoch in dieser reifen Periode Skodas die literarische Produktion gegenüber der Lehrtätigkeit in den Hintergrund. Vor seinen Hörern war er bestrebt, sein Bestes zu geben. Ebenso wie zu der Studentenschaft sprach er gerne aus dem reichen Schatze seiner Erfahrungen zu den fertigen Ärzten in der „Gesellschaft der Ärzte", womit wir uns noch beschäftigen werden.

Den klinischen Vortrag Skodas schildert ein Zeitgenosse, der Professor und Primararzt Anton Drasche, in folgenden Worten:

„Pünktlich mit dem Glockenschlage der Uhr betrat er in bedächtigem Schritte die klinischen Säle, wo seiner die bereits zahlreich versammelten Schüler harrten. In fort gleichmäßiger Ruhe und unverwandten Blickes, das Stethoskop in der zierlichen Hand, nahm er die Krankenberichte nach einigen kurzen und bündigen Fragen entgegen, untersuchte mit außerordentlicher Präzision den einen oder anderen Fall und schritt dann zur klinischen Interpretation. Sein äußerst feines Gehör erregte ebenso Verwunderung, wie seine Art des Perkutierens die ganze Aufmerksamkeit der Anwesenden auf sich zog. Nachdem er zuerst von einem gegebenen Falle alles Wichtige und Beachtenswerte in einem übersichtlichen Bilde vor Augen geführt hatte, zergliederte er dessen verschiedene Erscheinungen und prüfte sie auf ihre Tatsächlichkeit, erörterte auf Grund seiner eigenen Erfahrungen deren Bedeutung, Zusammenhang und Vielgestaltigkeit und suchte Schritt vor Schritt zur Kenntnis über Sitz und Wesen der Krankheit zu gelangen. Im ruhigen Gedankengange entwickelte er dann mit der logischen Schärfe seines glänzenden Geistes die Schlüsse, die unantastbar und unumstößlich waren. Sie wurden von den in größter Spannung ihm folgenden Zuhörern eifrigst notiert und wie Offenbarungen festgehalten. Was Skoda sprach, war in keinem Buche zu finden, konnte nur von seinen Lippen, über welche, wie aus einem unversiegbaren Born, die Worte der Wahrheit und Erkenntnis strömten, gelesen werden. Waren diese für seinen so durchdringenden Blick in unlüftbare Schleier gehüllt, so verbarg er dies nicht mit bestrickenden Worten oder hochtrabenden Phrasen, sondern bekannte ohne Rückhalt, „nicht in der Lage zu sein", das geheimnisvolle Dunkel aufzuklären. Skodas Vortrag war weder schwunghaft, noch hinreißend, er begeisterte nicht, aber überzeugte und bezwang. Seine scharfe, nur wenig klingende Stimme mit dem slawischen Akzente war weithin vernehmbar. Er sprach einfach, klar, lichtvoll, logisch und gab seinen Darstellungen nur die allernotwendigsten Worte. Stundenlang bisweilen erging sich seine Rede in fast monotoner Einförmigkeit, selten unterbrach den Ernst des Gegenstandes eine erfrischende Abwechslung, aber nichtsdestoweniger waren seine Vorlesungen immer von einem mächtigen und unauslöschlichen Eindruck auf die Hörer, die sich vor dem schlichten und einfachen Manne tief beugten."

Von den klinischen Vorträgen sind viele im Drucke erschienen, so über Cholera, vorübergehende Klappeninsuffizienz, Hämoptoe usw..

Sein Interesse für Unterrichtsfragen sprach sich in einem eingehenden Gutachten über die Reform des medizinischen Unterrichtes aus, das er 1849 veröffentlichte. Es enthält weitschauende Ideen, die erst viel später verwirklicht worden sind, wie die Errichtung von Instituten für experimentelle Medizin, die Zulassung der Realschüler zum medizinischen Studium u. a..

Die Assistenten an Skodas Klinik waren: Gustav Loebl 1846—1852, Moriz Körner 1853—1856 (später ordentlicher Professor in Graz), Richter 1857—1858, Otto Rembold 1859—1862 (Sohn des gemaßregelten Professors Leopold Rembold; später Professor an der medizinisch-chirurgischen Lehranstalt in Innsbruck, dann 1876—1894 als Körners Nachfolger in Graz), Leopold Schrötter Ritter von Kristelli 1863—1869 (1870 Vorstand der laryngologischen Klinik in Wien, seit 1877 zugleich Primararzt einer internen Abteilung der Krankenanstalt Rudolfstiftung, 1890—1908 Ordinarius für innere Medizin), Prokop Rokitansky (Sohn des Anatomen, später Nachfolger Rembolds in Innsbruck) und Wilhelm Dlouhy zugleich 1870—1871.

In der Gesellschaft der Ärzte.

Die „k. k. Gesellschaft der Ärzte" bildet seit ihrer Gründung am 22. Dezember 1837 den Mittelpunkt des wissenschaftlichen medizinischen Lebens in Wien. Skoda soll in dem engeren Kreise, der den Kern der Gesellschaft schon vor ihrer offiziellen Tätigkeit abgab, einen Vortrag gehalten haben. Jedenfalls sprach er 1839 zum erstenmale dort öffentlich und beteiligte sich seitdem aufs eifrigste an ihren Sitzungen. Anfangs geschah das in der Sektion für Physiologie und Pathologie, deren Vorsitz er später bis zum Jahre 1862 führte. Auch an den administrativen Beratungen nahm er lebhaften Anteil, er interessierte sich für die Abfassung der Protokolle und namentlich für die Publikationen der Gesellschaft.

Sehr häufig findet sich Skodas Name in der **Diskussion wissenschaftlicher Fragen** erwähnt. So sprach er über **Chloroform- und Äthernarkose**, über **Cholera**, wobei er auf Grund seiner persönlichen Erfahrungen für die Kontagiosität eintrat — das Kontagium werde von einem Kontagium produziert. Mehrmals erörterte er in der Diskussion die Entstehung des **Ikterus**. Er wandte sich gegen die mechanische Theorie und berief sich auf den Ikterus bei Schlangenbiß und bei der akuten gelben Leberatrophie. Eine in München erschienene Dissertation von Wertheimber gibt Skodas Ansichten in dieser Frage wieder.

Auch über praktische hygienische Fragen sprach Skoda wiederholt in der Gesellschaft der Ärzte, wobei er sich nicht scheute, mit alten Vorurteilen aufzuräumen. Gemeinsam mit Endlicher verfaßte er einen Bericht „über die Zweckwidrigkeit des Desinfektionsverfahrens in Wien", den er am 15. Februar 1856 in der Sektion für Staatsarzneikunde vortrug. Auf Skodas Antrag wurde 1862 ein Vorschlag von Moriz Röll, die Verhütung von Tierseuchen betreffend, beim Ministerium eingereicht. Auch mit der Beschotterung der Gehwege des neuen Stadtparkes, den Preisen der Mineralwässer und dem Impfzwange beschäftigte sich Skoda (1864).

Von ganz besonderer Bedeutung aber war sein Eingreifen in die Wasserversorgung der Stadt Wien. Schon 1858 hatte der Minister Bach die Gesellschaft der Ärzte um ihre Mitwirkung bei Untersuchung des Trinkwassers in und um Wien und bei der Einführung einer besseren Wasserversorgung ersucht, worauf ein Komitee gewählt wurde, um diese Frage zu studieren. Am 24. Oktober 1862 wählte die Gesellschaft auf Antrag des Professors Helm (früher in Pavia, seit 1848 Primararzt, 1855—1869 Direktor des Allgemeinen Krankenhauses) einen neuen Ausschuß zur Beratung dieser Angelegenheit, darunter Skoda und den Geologen Eduard Sueß. Nun trat die Gesellschaft in mehreren Denkschriften an die Öffentlichkeit, um gesundes und ausreichendes Trinkwasser für die stets wachsende Stadt zu fordern. Dabei war ein steter Kampf gegen eine zahlreiche Partei im Gemeinderate der Stadt nötig, die auf einem engherzigen und kleinlichen Standpunkt in bezug. auf die Kostenfrage beharrte. Skoda förderte mit aller Energie die „Hochquellenleitung" aus den Quellen von Stixenstein und Kaiserbrunn im Schneeberg-Raxgebiete, die jetzt Wien mit köstlichem Wasser versorgt. Als 1873, kurz vor der Vollendung, wegen der Steigerung der Materialpreise und Arbeitslöhne ein Stillstand drohte, arbeitete er im Verein mit dem Psychiater Maximilian Leidesdorf und dem pathologischen Anatomen Julius Klob (1865—1879 Prosektor der Rudolfstiftung) eine neue Denkschrift an den Bürgermeister aus, die „aus dringlichen Salubritätsrücksichten" die schleunige Vollendung des großen Werkes verlangte und auch durchsetzte. Durch Skodas Ausdauer und Tatkraft in dieser wichtigen Frage wurde das Ansehen der ganzen Ärzteschaft in der Öffentlichkeit wesentlich gehoben.

Skoda behielt Interesse für die Wasserversorgung Wiens bis an sein Lebensende. Als durch ein neues Projekt eine wesentliche Verschlechterung drohte, erstattete er darüber der Gesellschaft ein ausführliches Gutachten und sandte noch am 15. März 1881, drei Monate vor seinem Tode, einen Brief an den Präsidenten, worin er eindringlich davor warnte. Die Gesellschaft beschloß denn auch, der Statthalterei zu empfehlen, dem geplanten Unternehmen keine Konzession zu erteilen, dagegen die Hochquellenleitung zu ergänzen.

Die Gesellschaft der Ärzte wählte Skoda 1871, nach seinem Rücktritt vom Lehramte, zum Ehrenpräsidenten.

Beweise allgemeiner Anerkennung.

Schritt vor Schritt hatte sich Skoda eine achtunggebietende Stellung in der medizinischen Welt erkämpft.

Die Professoren seiner Fakultät waren ihm anfangs zum größten Teile nicht eben freundlich gesinnt gewesen. Als aber im Jahre 1849 eine neue Einrichtung der Studien geschaffen worden war, nach der das Professorenkollegium seinen Dekan und dessen Stellvertreter selbst wählte, wurden die beiden Häupter der jüngeren Schule gewählt, **Rokitansky zum Dekan und Skoda zum Prodekan.**

Unter den Studenten erfreute sich Skoda einer stets wachsenden Beliebtheit. Er trug mit dem größten Eifer vor, galt als strenger, aber höchst gerechter Prüfer. Den bedürftigen Studenten, deren die Wiener Universität seit altersher eine große Anzahl hat, bewies er, im Gegensatze zu mancher Berühmtheit unter seinen Kollegen, stets ein väterliches Wohlwollen, der eigenen harten Jugend eingedenk. Den Ertrag der fünften Auflage der „Abhandlung über Perkussion und Auskultation" widmete er dem Vereine zur Pflege kranker Studierender. Ebenso ließ er dem Medizinischen Unterstützungsvereine und einem ähnlichen Vereine an der philosophischen Fakultät bedeutende Beträge zukommen. Die allgemeine Verehrung äußerte sich in einem großartigen Fackelzuge bei seinem Rücktritte.

Das Laienpublikum schätzte Skoda als scharfen Diagnostiker, fürchtete ihn aber wegen seiner Wahrheitsliebe. Der Zudrang von Kranken zu seiner Privatordination war außerordentlich groß, namentlich aus dem Osten Europas, und wuchs noch mehr, als er die Klinik aufgegeben hatte und der konsultativen Tätigkeit mehr Zeit widmen konnte. Das Einkommen daraus gestattete ihm, trotz der bescheidenen Honorare jener Zeit, ein bedeutendes Vermögen zu erwerben und in seinem eigenen Hause (Reitergasse 16, jetzt Skodagasse 13) behaglicher zu leben.

Von seinem Kaiser Franz Josef erhielt er die üblichen Auszeichnungen seiner Rangsklasse: den Hofratstitel und die entsprechenden Orden. Der Monarch, der im übrigen Männer von selbständigem Urteil wohl zu schätzen wußte, bewies ihm sein Vertrauen, indem er seine Schüler zu Reisebegleitern für sich und die Kaiserin wählte. Gustav Loebl versah diese Aufgabe, als Franz Josef 1869 zur Eröffnung des Suezkanals und nach Palästina fuhr. Albin Sylvester Kumar (1830—1918, von 1872 bis 1876 Primararzt der Rudolfstiftung, von 1876 bis 1901 am Krankenhaus Wieden) begleitete Kaiserin Elisabeth, die wegen Lungenleidens einen Winter im Süden verbrachte. Das Gesundheitsamt der Stadt Wien besitzt eine Sammlung eigenhändiger Briefe Skodas an Kumar, die sich mit dieser als Staatsgeheimnis gehüteten Angelegenheit beschäftigen. Sie enthalten Instruktionen Skodas für die medizinische und höfische Behandlung der Fürstin, die von seiner großen Klugheit und Menschenkenntnis Zeugnis ablegen.

Das wissenschaftliche Ausland hat nur zögernd Skodas Lehren angenommen. Besonders wurde der tympanitische Schall und sein Auftreten bei Pleuritis bestritten. Erst Roger, der 1841 bei Skoda in Wien studiert hatte, überzeugte sich von der Richtigkeit der Beobachtungen und trat 1852 eifrig für sie ein, wobei er den Abschnitt über Brustfellentzündung aus der „Abhandlung" ins Französische übersetzte. Im Jahre 1854 erschien eine französische Übersetzung des ganzen Buches von Aran. Dieser nannte den hellen Tympanismus oberhalb der Exsudatgrenze seinem Entdecker zu Ehren „bruit skodique", welche Bezeichnung in Frankreich erhalten geblieben ist. 1856 erschien eine englische Übersetzung von Markham. Niemeyer hat die Geschichte der Skodaschen Arbeiten im Auslande ausführlich geschildert und die Literatur zusammengestellt.

Rücktritt vom Lehramte. — Tod.

Skoda war in der Jugend häufig kränklich gewesen; es scheint nach dem Ergebnisse der späteren Sektion eine milde, langsam ausheilende Tuberkulose gewesen zu sein. Im Mannesalter hatte er die Anstrengungen des Spitalsdienstes, des armenärztlichen Dienstes und der gleichzeitigen wissenschaftlichen Arbeit am Leichentisch, im Laboratorium und am Schreibtische ohne Schwierigkeiten geleistet, später die Bürde des gewissenhaften klinischen Lehrers und des gesuchten Konsiliararztes jahrzehntelang getragen. Allmählich stellten sich allerlei Beschwerden ein. Unter diesen wird von den Zeitgenossen eine öfters wiederkehrende schmerzhafte Affektion genannt, die als Gichtleiden bezeichnet wird, und eine zunehmende Augenschwäche, die ihm das Lesen verleidete. Daher faßte Skoda im Dezember 1870, um die Zeit seines 66. Geburtstages, den Entschluß, sich von der Professur zurückzuziehen. Er begründete ihn in der Öffentlichkeit in klarer Erkenntnis der Sachlage und der Pflichten eines Gelehrten mit seinem Augenleiden, das es ihm unmöglich mache, mit der Wissenschaft fortzuschreiten.

Der Erlaß des Unterrichtsministeriums vom 18. Januar 1871 bewilligte ihm die Versetzung in den Ruhestand.

Am 14. März dieses Jahres wurde eine große Abschiedsfeier veranstaltet, die abends nach altem akademischen Brauche mit einem Fackelzuge der Studenten schloß.

Skoda beschränkte sich nunmehr auf die Konsiliarpraxis und die Gesellschaft der Ärzte, die er regelmäßig besuchte. Doch verfolgte er, wie Drasche berichtet, auch die Fortschritte in der inneren Medizin und las noch 1880 oft und viel in medizinischen Werken.

Der emeritierte Professor, wie er sich selbst nunmehr stets nannte, genoß ein unverändert großes Ansehen in der Fakultät, nahm an allen ärztlichen Personalfragen Anteil und hatte durch ein volles Jahrzehnt den größten Einfluß auf alle Berufungen und Besetzungen.

In den letzten Lebensjahren litt Skoda auf das schwerste unter den Erscheinungen eines organischen Herzleidens, von dem ihn endlich am 13. Juni 1881 um 1 Uhr 30 Minuten nachmittags der Tod erlöste. Sein behandelnder Arzt war sein Schüler Leopold von Schrötter.

Sektionsbefund.

Skoda hatte ausdrücklich gewünscht, daß seine Leiche seziert werde. Die Obduktion wurde am 14. Juni 1881 um 6 Uhr abends von Dr. Hans Chiari, Prosektor der Rudolfstiftung (1851—1916, von 1882 bis 1906 Professor in Prag, dann in Straßburg), vorgenommen. Das Sektionsprotokoll wurde veröffentlicht.

Die Sektion ergab atheromatösen Prozeß in der Aorta, die Aortenklappen geschrumpft, in den basalen Anteilen ganz starr, das Aortenostium verengt. Das Endokard im linken Ventrikel stellenweise schwielig verdickt, die Klappen des rechten Herzens und die Valvula bicuspidalis zart. Das Herz in allen Teilen, am meisten jedoch im linken Ventrikel, hypertrophiert und zugleich erweitert. Die Ostien der Koronararterien etwas verengt, die Wand der Arterien ungleichmäßig verdickt, hie und da verkalkt. In beiden Lungenspitzen ganz umschriebene, schwarz pigmentierte, alte strahlige Narben, die rechte Lunge an der Basis und dem größten Teile ihrer kostalen Fläche angewachsen. Die Bronchialdrüsen schwielig verödet, anthrakotisch, der linke Nervus recurrens in eine veränderte Bronchialdrüse eingebettet. Die Nieren bedeutend atrophiert, an der Oberfläche fein granuliert, in einem Kelche der rechten Niere ein erbsengroßes Konkrement. Der Körper war blaß und abgemagert, an den Beinen ödematös.

Trauerkundgebungen.

Skodas Tod rief allenthalben große Teilnahme wach. Eine ungeheure Menschenmenge füllte die Straßen, als sich der Trauerzug am 15. Juni um 4 Uhr nachmittags von seinem Sterbehause zur Kirche und zum Hernalser Friedhofe bewegte, denn seine Persönlichkeit war in Wien ungemein populär gewesen. Trauerreden und Nachrufe wurden von hervorragenden Männern gehalten. Der Gemeinderat beschloß am 14. Juli 1881, eine Straße mit seinem Namen zu benennen. In Ausführung dieses Beschlusses wurde die Reitergasse im VIII. Bezirke, in welcher Skoda gewohnt hatte, in Skodagasse umbenannt und 1883 eine Gedenktafel an seinem Wohnhause, jetzt Nr. 13, angebracht. Josef Skoda hatte selbst angeordnet, daß seine Büste im Vortragssaale der Gesellschaft der Ärzte aufgestellt werde; sie wurde von dem Präsidenten Ferdinand v. Arlt, Professor der Augenheilkunde (1812—1866), am 13. Januar 1882 feierlich übergeben und ist jetzt im neuen Hause aufgestellt.

Privatleben und Charakter.

Über Skodas Jugend, über seinen inneren Werdegang, über die äußeren Anlässe, die ihn zur Abfassung seines klassischen Erstlingswerkes führten, wissen wir nur das wenige, was eingangs berichtet worden ist.

„Skoda war im alltäglichen Umgange sehr einsilbig, von seinen Lippen kam kein überflüssiges Wort, und für den unnützen Verkehr gab er sehr wenig von seinem immer tätigen Geiste her." (Drasche.)

Er starb unvermählt. In seinen jüngeren Jahren nahm ihn die wissenschaftliche Tätigkeit völlig in Anspruch, auch waren seine Vermögensverhältnisse derart, daß er an eine Ehe nicht denken konnte. Es mag ihn auch das traurige Beispiel seines Primararztes Ratter, der am 29. November 1841 an Tabes starb und zwei Kinder in drückender Not hinterließ, von einer Heirat ohne gesicherte materielle Grundlage abgeschreckt haben. Als sich seine Lage später wesentlich besserte, scheint er sich für zu alt zur Ehe gehalten zu haben. Vielleicht fühlte er auch schon den Keim der schweren Krankheit, die sein späteres Mannesalter verdüsterte.

So führte er den kleinen Haushalt in seiner Wohnung mit einigen weiblichen Dienstboten, später hielt er sich auch Wagen, Pferde und einen Kutscher. Als Professor kaufte er sich ein eigenes Haus, Reitergasse 16, in dem er gestorben ist. Einem kleinen Gärtchen, das sich im Hofraume befand, widmete er viel Aufmerksamkeit. Seinem Haushalte stand lange Jahre die ehemalige Braut seines verstorbenen Freundes Kolletschka mit Vornamen Therese vor.

Seine Erholung fand er im Umgange mit Freunden, zu denen meistens Ärzte zählten, und am Billard sowie im Whistspiel. Der Maler Rudolf v. Alt hat in zwei Bildern Abendgesellschaften bei Skoda festgehalten. An Freitagabenden kam er in dem altertümlichen Gasthofe „zur Ente" nach den Sitzungen der Gesellschaft der Ärzte mit seinen Freunden zusammen. Neuburger hat einen gereimten Trinkspruch des Psychiaters Max Leidesdorf von dieser Tafelrunde mitgeteilt, der vom 19. März 1878 datiert ist, zu einer Zeit, da Skoda schon schwer leidend war.

Skoda hatte die musikalische Veranlagung seines Volkes und spielte noch als junger Primararzt die Gitarre. Später scheint er der Musik entfremdet worden zu sein.

Er hat sich nie im Sommer auf dem Lande aufgehalten, noch einen Badeort besucht, wie Drasche meldet.

Daß ein so unabhängiger Denker wie Skoda sich von den Bindungen der politischen Parteien und der Nationalitäten ebenso frei hielt, wie er sich in seinem wissenschaftlichen Denken von der Ueberlieferung losgerungen hatte, ist nur natürlich. So sprach er zwar seine tschechische Muttersprache gerne mit seinen engeren Landsleuten und bekundete ihnen „stets eine freundliche Gesinnung und ein gewisses Entgegenkommen, war sich aber dabei sehr wohl bewußt, daß sein Wirken keineswegs einem einzelnen Volke oder Lande, sondern der ganzen wissenschaftlichen Welt angehöre" (Drasche). Im ganzen scheint er einem demokratischen Kosmopolitismus gehuldigt zu haben, wie die meisten großen Denker des achtzehnten Jahrhunderts. Sowohl in dem Überwiegen des verstandesmäßigen, nüchternen, konstruktiven Denkens, wie in dem selbständigen Aufbau eines durchdachten wissenschaftlichen Systems, sowie in der ganzen Art der Lebensführung ist eine gewisse Ähnlichkeit mit Kant unverkennbar.

Hervorragenden Gelehrten, insbesondere gefeierten Universitätslehrern, pflegt man hochstehende moralische Eigenschaften zuzuschreiben. Naive Gemüter werden bei näherer Berührung oft bitter enttäuscht. Von Skoda ist nie ein unschöner Zug bekannt geworden. Allgemein wird sein rechtlicher Sinn und seine Wahrheitsliebe gerühmt. Im Verhalten gegen Kranke, namentlich gegen deren Angehörige, wird von einer gewissen Härte gesprochen, zu der das liebenswürdige Wesen seines engeren Kollegen Oppolzer im Gegensatze stand.

Ein zärtliches Verhältnis verband Josef Skoda mit seinem älteren Bruder Franz. Dieser war nach seiner Pensionierung von Prag nach Wien übersiedelt und lebte hier mit Josef in steter Gemeinschaft, als sein Begleiter auf Reisen, Spazierfahrten und Gängen. Während der langen Krankheitsjahre pflegte der Greis Franz seinen jüngeren Bruder in aufopfernder Weise.

Skoda war, wie schon mehrfach erwähnt, ungemein wohltätig. Den Kindern seines ehemaligen Primararztes Ratter warf er schon als unbesoldeter ordinierender Arzt der Abteilung für Brustkranke eine jährliche Pension aus, deren Fortbestand er durch letztwillige Verfügung gesichert hatte. Drasche und Schrötter berichten, daß er für mittellose Studenten, verarmte oder verunglückte Ärzte und für ihre Witwen und Waisen stets eine offene Hand hatte. Auch in seinem Testamente, datiert vom 1. Juli 1880, hat er zahlreiche und große Legate an Arme in Pilsen und Wien und an wissenschaftliche und humanitäre Vereine festgesetzt.

Äußeres.

Skoda war von kleiner Statur, als junger Sekundararzt sehr mager, später beleibt, gedrungen, hatte schwarzes, langes, leicht gelocktes Haar und trug eine Brille. Auf Kleidung hielt er nicht viel, sie war, der Sitte der Fünfzigerjahre entsprechend, eher etwas vernachlässigt. Ein Verzeichnis von sieben Bildnissen Skodas findet sich bei Wurzbach. Das Titelbild zeigt ihn im besten Mannesalter, nach einem Ölgemälde von Gustav Gaul.

Rückblick.

Wir haben das stille Leben des Arztes und Gelehrten und die große Reformleistung des Forschers, die sich nur durch Kampf gegen zahllose Widerstände durchsetzen konnte, betrachtet.

Wenn man Skodas Leben in Abschnitte zu teilen versucht, so kann man die Zeit der Begründung der systematischen Lehre von der Perkussion und Auskultation, die Zeit des Forschens auf der Abteilung für Brustkranke und die Zeit des klinischen Lehrens, endlich die Zeit des Greisenalters im Ruhestande unterscheiden. Alle diese vier Abschnitte sind reich an Ergebnissen für die Wissenschaft und das allgemeine Wohl gewesen.

Es ist kein Zweifel, daß die größte und bedeutendste Leistung, sowohl was die Arbeits- und Denkleistung des Forschers, als die Bedeutung für die medizinische Wissenschaft betrifft, in die **erste Periode** fällt, und daß ihr literarischer Ausdruck die klassische „**Abhandlung über Perkussion und Auskultation**" ist.

So wertvoll und wichtig auch Skodas spätere Veröffentlichungen sind, so außerordentlichen Einfluß er als Lehrer auf viele Generationen von Ärzten geübt hat, so kann sich alles das nicht mit seinem Jugendwerk messen, in dem er sein Bestes gegeben hat, ebenso im Inhalt wie in der knappen und klaren Sprache.

Diesem Hauptwerke schließt sich dann gleich die praktische Verwertung seiner Entdeckungen für die Therapie in den **Brustpunktionen** und besonders in der bahnbrechenden **Punktion des Herzbeutels** an. Die Ideen dazu hatte Skoda sicherlich schon fertig, als er die „Abhandlung" schrieb, doch konnte er seine durchdachte Behandlungsmethode als Sekundararzt und Armenarzt nicht durchführen; erst als Vorstand der Abteilung für Brustkranke bekam er die sehnlichst erwartete Gelegenheit dazu.

Alle diese Höchstleistungen drängen sich in den fünf Jahren 1836 bis 1840 zusammen, sie fallen somit in die Zeit zwischen dem einunddreißigsten und fünfunddreißigsten Lebensjahre.

Es stimmt dieser Verlauf von Skodas geistiger Entwicklung sehr gut mit den bekannten Betrachtungen Tigerstedts und Ostwalds zusammen, wonach jene Art der wissenschaftlichen Arbeit, die von der Kühnheit und Unabhängigkeit des fundamentalen Gedankens, der Konzeption, abhängt, mit den späteren Jahren verschwindet, und der Entdecker dann seinen Besitz an Methoden und Kenntnissen den von außen an ihn herantretenden Aufgaben zuwendet.

Dem letzteren entspricht bei Skoda die Ausarbeitung seiner diagnostischen und differentialdiagnostischen Methodik, die er zwar nicht schriftlich mitgeteilt, aber in seiner zweiten Periode so eindringlich gelehrt hat, daß sie Allgemeinbesitz der ärztlichen Welt geworden ist.

Während die Jugend, wie Ostwald mit Recht bemerkt, „durch ein weitgehendes Abstrahieren vom Persönlich-Menschlichen gekennzeichnet ist", drängen Stimmungen und Fähigkeiten den älter werdenden Forscher zur Bearbeitung praktischer Probleme, indem man „mit zunehmendem Alter mehr und mehr realistisch-unmittelbar zu fühlen lernt". Bei Skoda kam, wie bei jedem Kliniker, die Menge der Heilung suchenden Kranken hinzu, die ihn zur praktischen Betätigung zwang. Nahm diese Tätigkeit einerseits Zeit und Arbeitskraft so sehr in Anspruch, daß sie die wissenschaftliche Produktion in dieser dritten Periode sehr wesentlich verminderte, so führte sie anderseits dem scharfen Beobachter Skoda eine unermeßliche Fülle von Erfahrungstatsachen zu, die seiner klinischen Lehrtätigkeit zugute kamen und ihr eine unvergleichliche Beherrschung des ganzen empirischen Lehrstoffes sicherten. Schrötter berichtet, daß Skoda geplant hatte, im Vereine mit seinem Assistenten Loebl eine „Klinik der inneren Erkrankungen" nach dem Muster der berühmten Clinique médicale von Andral herauszugeben. Es ist sehr zu bedauern, daß dieses Werk nicht zustande gekommen ist; die veröffentlichten klinischen Vorlesungen Skodas sind nur ein geringer Ersatz.

Der auf das Praktische gerichtete Gedankengang des alternden Forschers führte Skoda über die Beobachtung des einzelnen Krankheitsprozesses, über die Sorge für das einzelne Menschenschicksal hinaus und auf die Bearbeitung hygienischer Fragen. Hier erwarb er sich noch sehr große Verdienste um das allgemeine Wohl, als sein schweres körperliches Leiden ihm bereits die Konzentration zu scharfsinniger wissenschaftlicher Arbeit unmöglich gemacht hatte. Gerade dieser Periode des scheinbaren Nachlassens der schöpferischen Geisteskraft Skodas entsprang die energische Förderung der Hochquellenleitung Wiens.

Ostwald hat die großen Forscher in „Klassiker" und „Romantiker" eingeteilt. Skoda ist nach seiner Denkweise, nach der Art seiner Produktion und nach seinem Stil unzweifelhaft den „Klassikern" in diesem Sinne zuzurechnen.

Daß Skoda keine große wissenschaftliche Schule von originellen Forschern erzogen hat, lag nicht bloß daran, daß der „Klassiker" nicht unmittelbar zur Arbeit anregt, wie Ostwald auseinandersetzt, sondern auch an den äußeren Verhältnissen. Denn unmittelbare Anregung zur wissenschaftlichen Forschung gibt ein Lehrer gewöhnlich in seinen jüngeren Jahren. Skoda ist aber in seiner arbeitsfreudigsten Zeit nicht klinischer Vorstand, sondern bis zum Jahre 1846 Primararzt gewesen. Als solcher konnte er sich die jüngeren Mitarbeiter nicht frei unter den fähigsten Schülern wählen, sondern mußte jene Sekundarärzte nehmen, die ihm von der Direktion des Krankenhauses zugewiesen wurden. Von diesen ist nur Kolisko begabt gewesen. Nur die freiwillig als unbesoldete „Praktikanten" eingetretenen L o e b l und H e b r a haben sich zu bedeutenden Persönlichkeiten entwickelt, zu Weltruf ist nur der letztgenannte durch selbständige Arbeit gelangt.

Die klinischen Assistenten der späteren Zeit haben zum Teile in Skodas Arbeitsfelde Nachlese gehalten, zum Teile sich ganz neuen Aufgaben zugewandt, wie S c h r ö t t e r der Laryngologie und R e m b o l d chemischen Problemen.

Überblicken wir das Lebenswerk Skodas, der in jedem Lebensabschnitt sein Bestes geleistet hat, so gilt wohl das Wort des römischen Klassikers: D e d i t e n i m q u a n t u m m a x i m e p o t u i t, d a t u r u s a m p l i u s, s i p o t u i s s e t.

Bibliographie.

Die Veröffentlichungen, in welchen die Anschauungen Skodas mitgeteilt worden sind, sind in dem folgenden Verzeichnisse in drei Gruppen geteilt, Originalarbeiten, klinische Vorträge und Arbeiten, die unter seinem unmittelbaren Einflusse entstanden sind. In das Verzeichnis der Originalarbeiten sind alle Diskussionsbemerkungen aufgenommen, die Skoda in wissenschaftlichen Gesellschaften gemacht hat und über die ausführlichere offizielle Berichte vorhanden sind. Außer den hier angeführten Fällen verzeichnen die Protokolle der Gesellschaft der Ärzte in Wien und der Akademie der Wissenschaften noch sehr häufig, daß Skoda sich zu einem Vortrage in der Diskussion geäußert, daß er Anträge gestellt oder ein Referat erstattet hat, ohne daß der Inhalt genauer mitgeteilt wird. Diese Angaben sind hier nicht berücksichtigt. Die in verschiedenen Wochenschriften unter Skodas Namen erschienenen klinischen Vorträge sind zu seinen Lebzeiten als Originale betrachtet, beispielsweise in Canstatts Jahresberichten als solche referiert worden. Es ist kein Zweifel, daß sie tatsächlich gehaltene Vorlesungen in verkürzter Form wiedergeben, aber dem Inhalte und dem sprachlichen Ausdrucke ziemlich getreu entsprechend. Jedenfalls sind sie von den Originalarbeiten zu trennen. Schwierig ist die Abgrenzung jener Veröffentlichungen, die der Schule Skodas angehören. Die angeführten Arbeiten Schuhs gehören entschieden dazu. Die erste Arbeit enthält die erste Darstellung der Auskultationsphänomene der Lunge nach dem System Skodas und somit die notwendige Ergänzung zu dessen Arbeit über die Perkussion, die zweite die Beschreibung des gemeinsam mit Skoda erfundenen Trogapparates zur Punktion der Brust. Von den Arbeiten der Assistenten an Skodas Klinik scheinen nur die Arbeiten Körners und Schrötters, die das Verzeichnis anführt, hieher zu gehören. Dagegen waren die Berichte Hebras in diesem Zusammenhange zu nennen.

Originalarbeiten Skodas.

Über die Perkussion. Medizinische Jahrbücher des k. k. österr. Staates. Bd. 20 (Neueste Folge, Bd. 11), 1836, k. 453 u. 514.

Über den Herzstoß und die durch Herzbewegungen verursachten Töne. Ibid., Bd. 22 (N. F. 13), 1837, S. 227.

Anwendung der Perkussion bei Untersuchung der Organe des Unterleibs. Ibid., Bd. 23 (N. F. 14), 1837, S. 236 u. 410.

Dobler und Skoda, Über Abdominaltyphus und dessen Behandlung mit Alumen crudum. Ibid., Bd. 24, (N. F. 15) 1837, S. 5.

Rezension von P. A. Piorry, Diagnostik und Semiotik. Ibid., Bd. 25 (N. F. 16), 1837, S. 280; Bd. 27 (N. F. 18), 1838, S. 105; Bd. 31 (N. F. 22), 1840, S. 468.

Skoda und Kolletschka, Über Pericarditis in pathologischer und diagnostischer Beziehung. Ibid., Bd. 28, (N. F. 19), 1839, S. 55, 227, 397.

Untersuchungsmethode zur Bestimmung des Zustandes des Herzens. Ibid., Bd. 27 (N. F. 18), 1839 S. 528.

Über die Diagnose der Fehler der Herzklappen. Vortrag in der k. k. Gesellschaft der Ärzte zu Wien, 30. Nov. 1839.

Abhandlung über Perkussion und Auskultation, Wien 1839. II. Aufl. 1843, III. Aufl. 1844, IV. Aufl. 1850, V. Aufl. 1854, VI. Aufl. 1864.

Über die an 40 Kranken im allgemeinen Krankenhause gemachten Punktionen des Thorax. Vortrag in der k. k. Gesellschaft der Ärzte zu Wien. 31. Oktober 1840.

Bericht über die auf der Abteilung für Brustkranke im k. k. allgemeinen Krankenhause vom Monate Mai bis Ende Dezember 1840 behandelten Kranken. Med. Jahrb. Bd. 34 (N. F. 25), S. 304 (1841); Bd. 35 (N. F. 26), S. 16 173, 332 (1842); Bd. 36 (N. F. 27), S. 33 (1842); Bd. 38 (N. F. 29), S. 40, 163 (der Schluß fehlt, statt dessen im selben Bande der Bericht von Löbl) 1842.

Auszug aus der Antrittsrede. Zeitschrift der k. k. Gesellschaft der Ärzte zu Wien. 3. Jahrg., 2. Bd., 1847, S. 258, Abgedr. bei M. Neuburger, Die Wiener medizinische Schule im Vormärz. Wien 1921. S. 259.

Einige Worte über das medizinische Studium. Ibid. 5. Jahrg., 1849, S. 36.

Vortrag „über eine der wichtigsten Entdeckungen im Gebiete der Medizin" in der Akademie der Wissenschaften in Wien am 18. Oktober 1849. Sitzber. der kais. Akad. d. Wissensch. Mathem.-naturw. Kl. 1849, II. Abt., S. 168.

Beobachtungen an einem Kinde mit Defekt des Sternums. Sitzg. v. 21. Febr. 1850. Ibid., 1850, II. Heft, S. 212.

Über die Erscheinungen, aus denen sich die Verwachsung des Herzens mit dem Herzbeutel am lebenden Menschen erkennen läßt. Vorgetragen in der Akademie der Wissenschaften am 16. Okt. 1851 und in der Sektion für Physiologie und Pathologie der Gesellschaft der Ärzte am 24. Oktober 1851. Sitzb. Bd. 7, S. 453, und Zeitschr. d. k. k. Ges. d. Ä. zu Wien. 8. Jahrg., 1. Bd., S. 82.

Krankheitsgeschichte eines Falles von geheiltem Lungenbrand. Sektion für Therapie der Gesellsch. d. Ä., 26. März 1852. Zeitschrift der k. k. Gesellschaft der Ärzte zu Wien. 8. Jahrg., 1. Bd., S. 573.

Geschichte einer durch mehrere Monate anhaltenden Katalepsis. Vorgetragen in der Akademie d. Wissensch. und am 15. Okt. 1852 in d. Ges. d. Ä. Sitzber. d. k. Ak. d. Wiss. 1852. Bd. 9, S. 515 ; Zeitschr. d. G. d. Ä., 8. Jahrg. 2. Bd., S. 404.

Fälle von Lungenbrand behandelt und geheilt durch Einathmen von Terpentinöldämpfen. Vortrag in d. G. d. Ä., am 15. Febr. 1853. Zeitschr. d. k. k. G. d. Ä., 9. Jahrg., I. Bd., S. 445.

Über die Funktion der Vorkammern des Herzens und über den Einfluß der Kontraktionskraft der Lunge und der Respirationsbewegungen auf die Blutzirkulation. Sitzber. d. k. Ak. d. Wiss., 1852, Bd. 9, S. 788, u. Zeitschr. d. k. k. G. d. Ä., 9. Jahrg., I. Bd., S. 193.

Diskussionsbemerkung (Narkose). Zeitschr. d. G. d. Ä., 10. Jahrg., I. Bd., 1854, S. 189.

Diskussionsbemerkung. Ibid., 11. Jahrg., II. Bd., 1854 S. 556.

Demonstration eines Falles von Obliteration der Aorta. Sektion f. Physiol. u. Pathol. d. G. d. Ä. am 19. Okt. 1855. Wochenbl. d. Zeitschr. d. k. k. G. d. Ä. zu Wien, 1. Jahrg., 1855, S. 720.

Nachtrag zu den Fällen von Lungenbrand. Sekt. f. Physiol. u. Patholog. d. G. d. Ä., 15. Juni 1855. Ibid., S. 438.

Diskussionsbemerkung (Ikterus). Sekt. f. Physiol. u. Pathol., 16. Novemb. 1855. Ibid., S. 803.

Ein Fall von Blutung aus Lunge, Magen und Darm, bedingt durch ausgebreitete Schwielen in der Substanz des linken Herzventrikels. Vortrag i. d. G. d. Ä., 17. Dez. 1855. Ibid., 2. Jahrg., 1856, S. 133.

Skoda und Endlicher, Über die Zweckwidrigkeit des Desinfektions-Verfahrens in Wien. Sektion d. G. d. Ä. f. Staats-Arzneikunde 15. Febr. 1856. Ibid., S. 162.

Diskussionsbemerkung (Cholera). Sekt. f. Therapie. 25. April 1856. Ibid., S. 338.

Diskussionsbemerkung (Ikterus). Sekt. f. Physiol. u. Pathologie. 26. Juni 1857. Ibid., 3. Jahrg., 1857, S. 556.

Perisystolisches Geräusch. Vortrag i. d. G. d. Ä., 30. Okt. 1857. Ibid., S. 765.

Diskussionsbemerkung (Obliteration der Aorta). G. d. Ä. 13. Juni 1862. Ibid., 1862, S. 206.

Diskussionsbemerkung (Bericht über den Ausgang des 1843 von Menich beschriebenen Falles). G. d. Ä., 1. Juli 1864. Ibid., 1864, S. 308.

Diskussionsbemerkung (Metallklang bei Pneumonie). G. d. Ä., 23. Dezember 1870. Anzeiger der k. k. Ges. d. Ä., 1870, S. 3.

Gutachten über das Projekt einer Wientalwasserleitung. Beilage zu Nr. 23 des Anzeigers der k. k. G. d. Ä., 1881, S. 9.

Schreiben an die Gesellschaft d. Ä. über das Projekt einer Wien-Tal-Wasserleitung. Anzeiger der k. k. G. d. Ä. in Wien, 1881, S. 210.

Klinische Vorträge Skodas.

Pathologie und Therapie der epidemischen Cholera. Wiener med. Wochenschr., 1854, S. 657.

Vorübergehende Klappeninsuffizienz. Allg. Wiener med. Zeitg. 1863, S. 6, 11.

Doppelter Puls und doppelte Herztöne. Ibid., S. 22, 28.

Bemerkungen über die Hypertrophie des Herzens. Allg. Wiener med. Zeitg., 1870, S. 347, 363, 387.

Bemerkungen über Geschwülste im Mediastinum. Ibid., Nr. 20 bis 24.

Das Verhältnis der Hämoptoe zur Lungentuberkulose. Wiener med. Presse, 1870, S. 222.

Klinische Vorlesungen über Magenkrankheiten. Ibid. S. 398.

Über das perforierende Magengeschwür. Allg. Wiener med. Zeitg., 1871, S. 97, 107, 116.

Über Stuhlverstopfung bei Pneumonie. Ibid., 1873, S. 516, 529.

Arbeiten unter dem Einflusse Skodas, insbesondere aus seiner Abteilung und Klinik.

F. Schuh, Über den Einfluß der Perkussion und Auskultation auf chirurgische Praxis, nebst einigen Versuchen über das Eindringen von Luft in die Brusthöhle. Med. Jahrb. d. k. k. österr. Staates. Bd. 26 (N. F. 17), 1838, S. 373 u. 538; Bd. 27 (N. F. 18), 1839, S. 218 u. 483.

— Erfahrungen über die Parazentese der Brust und des Herzbeutels. Ibid., Bd. 33 (N. F. 24), 1841, S. 199, 388; Bd. 34 (N. F. 25), 1841, S. 34, 197.

G. Löbl, Bericht über die auf Primararzt Dr. Skodas Abteilung für Brustkranke im K. k. allgemeinen Krankenhause in Wien in den Monaten Juli, August und September 1841 behandelten Kranken. Ibid., Bd. 38 (N. F, 29), 1842, S. 296; Bd. 39 (N. F. 30), S. 27, 189, 296; Bd. 40 (N. F. 31) S. 74, 164; Bd. 41 (N. F. 32), 1842. S. 56, 190, 358.

— Bericht über die unter der Leitung des Prim. Dr. Skoda stehende Abteilung für Brustkranke im Wiener Allgemeinen Krankenhause in den Monaten Oktober, November und Dezember 1841. Ibid., Bd. 42 (N. F. 33), 1843. S. 103, 208, 336; Bd. 43 (N. F. 34), S. 82, 214.

— Cannstatts und Eisenmanns Jahresbericht über die Fortschritte im der Heilkunde im Jahre 1848. Erlangen 1849, III., S. 194. (Verschluß der Brustaorta.)

A. Pfrang, Beobachtungen über die im K. k. allg. Krankenhause in Wien auf der Abteilung des Herrn Primararztes Dr. Skoda in den Monaten Jänner, Feber und März d. J. an Typhus behandelten Kranken. Ibid., Bd. 41 (N. F. 32), 1842. S. 69.

— Bruchstücke aus dem Berichte über die im Jahre 1842 auf der Abteilung des Herrn Primararztes Dr. Skoda behandelten Kranken. Ibid., Bd. 44 (N. F. 35), 1843, S. 350; Bd. 45 (N. F. 36) 1843. S. 222, 323.

J. Menich, Durch Exostose bedingte Lähmung sämtlicher Extremitäten; Heilung mittels der großen Inunktionskur. Österr. medizin. Wochenschr. 1843, S. 113.

Drazic, Partielle Lähmung des Rückenmarkes. Ibid., S. 85.

— Tuberculosis meningum pulmonum et glandularum lymphaticarum. Ibid., S. 1261.

A. Pfrang, Beobachtungen über Tuberculosis acuta, gemacht auf der Abteilung des ehemaligen Herrn Primararztes, dermalen Professors Dr. Skoda. Österr. medizin. Wochenschr. 1846, S. 1378 u. 1412.

W. Redtenbacher, Beobachtungen am Harne bei Lungenentzündungen. Zeitschr. d. Ges. d. Ä. 6. Jahrg., 1850, S. 373.

Adolf M. Wertheimber, Fragmente zur Lehre vom Ikterus. Inaug. Diss. München 1854.

M. A. Körner, Casuist. Beiträge zur Lehre der Erscheinungen der Verwachsung des Herzens mit dem Herzbeutel. Wochenbl. d. Zeitschr. d. k. k. Ges. d. Ä. zu Wien. I. Jahrg., 1855, S. 17.

— Über den Perkussionsschall, Zeitschr. d. k. k. Ges. d. Ä. 11. Jahrg., Bd. 1, 1855, S. 307, 385.

L. v. Schrötter, Heilung von Pneumothorax bei Tuberkulose ohne pleur. Exsudat. Wochenbl. d. Zeitschr. d. k. k. Ges. d. Ä. 1865. S. 33.

— und Scheuthauer, Echinokokkus der Lunge. Sitz. d. G. d. Ä. 31. März 1865. Ibidem, S. 118.

Aus der Abteilung Skodas von Ferdinand Hebra.

F. Hebra, Jahresbericht über die vom 1. Jänner bis letzten Dezember 1841 an der unter der Leitung des Primararztes Dr. Skodas stehenden Abteilung für chronische Hautausschläge im k. k. allg. Krankenhause zu Wien behandelten Hautkrankheiten. Med. Jahrb. d. k. k. österr. Staates. Bd. 39 (N. F. 30), 1842, S. 310; Bd. 40 (N. F. 31), S. 83, 177, 322; Bd. 41 (N. F. 32) S. 203, 345.

— Jahresbericht der unter der Leitung des Herrn Prim. Dr. Skoda stehenden Ausschlags-Abteilung des k. k. allgem. Krankenhauses zu Wien. Ibid., Bd. 43 (N. F. 34), 1843, S. 348; Bd. 44 (N. F. 35) S. 83.

— Jahresbericht der unter der Leitung des Herrn Primarius Dr. Skoda stehenden Ausschlagsabteilung des k. k. allg. Krankenhauses zu Wien. Ibid., Bd. 48 (N. F. 39) 1844, S. 99, 238, 353.

Außerdem zahlreiche Abhandlungen über dermatologische Themen in derselben Zeitschrift.

Material zur Biographie.

Allgemeine Deutsche Biographie. Bd. 34, S. 446.
Allgemeine medizinische Zentralzeitung. Berlin 1846.
H. Boerhaves kurze Lehr-Sätze über Erkennung und Heilung der Krankheiten. Gotha 1828.
J. Dietl, Der Aderlaß in der Lungenentzündung. Wien 1848.
A. Drasche, Skoda. Wien 1881 (enthält einige kleine Unrichtigkeiten).
F. Dražić, Reise von Wien durch die Schweiz nach Paris, durch Belgien und Deutschland und zurück, 455 Meilen in 50 Tagen mit 116 fl. 32 kr. C. M. Reisekosten. Wien 1847.
J. Fischer, Medizinische Lyzeen. Wien u. Leipzig 1915.
E. v. Gorup-Besanez, Die Scepsis in der Medizin und die junge Wienerschule. Archiv für physiologische Heilkunde. III., 1844, S. 302.
A. Gröschl, De percussione et auscultatione. Vindobonae 1841 (Text deutsch).
S. Hajek, Geschichte der K. k. Gesellschaft der Ärzte in Wien von 1837 bis 1888. Wien 1889.
M. Heitler, Josef Skoda, Wiener Klinik 1881 (Heft 12). S. 289.
H. Helmholtz, Das Denken in der Medizin. Berlin 1877.
F. Edler v. Hildenbrand, Cholera. Med. Jahrbücher des k. k. österr. Staates. Bd. 27 (N. F. 18), 1839.
Hirsch und Gurlt, Biographisches Lexikon hervorragender Ärzte. Bd. 5, S. 429.
M. v. Katona, Beytrag zur Erkenntnis der Brustkrankheiten mittelst des Stethoscops und des Plessimeters und mehrerer physikalischer Kennzeichen. Wien 1837.
A. Kussmaul, Jugenderinnerungen eines alten Arztes. Stuttgart 1900.
P. M. Latham, Vorlesungen über die Symptome als Zeichen, besonders über Diagnostik durch das Gehör bei Krankheiten der Brust. Übers. unter Redaktion von F. J. Behrend. Leipzig 1837.
L. Levié, Deutsch-Lateinisches Wörterbuch für Medizin-Studierende Mit Vorrede von F. Nasse. Bonn und Wien 1833.

C. J. L o r i n s e r, Die Lehre von den Lungenkrankheiten. Berlin 1823.
R. H. L o t z e , Allg. Pathologie und Therapie als mechanische Naturwissenschaft. Leipzig 1842.
J. M. M o o s , Geschichte eines pleurit. Exsudats. Med. Jahrb. d. k. k. österr. Staates. Bd. 26, 1841, S. 154.
M. N e u b u r g e r, Boerhaves Einfluß auf die Entwicklung der Medizin in Österreich. Janus, 1918, S. 215.
— Mitteilungen aus dem Institute für Geschichte der Medizin in Wien. Janus, 1921, S. 384.
— Das alte medizinische Wien in zeitgenössischen Schilderungen. Wien 1921.
— Die Wiener medizinische Schule im Vormärz. Wien, Berlin, Leipzig, München 1921.
— und J. P a g e l , Handbuch der Geschichte der Medizin. II. Bd., Jena 1903, bes. S. 473, 612, 628.
P. N i e m e y e r, Handbuch der theoretischen und klinischen Percussion und Auscultation. Erlangen 1868—1871. (Sehr ausführliche Literaturverzeichnisse, aber nicht ganz verläßlich.)
W. O s t w a l d , Große Männer. Leipzig 1909.
P. J. P h i l i p p , Die Lehre von der Erkenntnis und Behandlung der Lungen- und Herzkrankheiten. Berlin 1838.
Th. P u s c h m a n n, Die Medizin in Wien während der letzten 100 Jahre Wien 1884.
L. v. P r z i b r a m , Erinnerungen eines alten Österreichers. Stuttgart und Leipzig 1910—1912.
J. N. v. R a i m a n n , Institutiones generales ad praxim clinicam usui academico dicatae. Vindobonae 1829.
— Handbuch der speziellen medizinischen Pathologie und Therapie. 5. Aufl., Wien 1839.
R. R i c h t e r , Der Skeptizismus in der Philosophie. Leipzig 1904 bis 1908, Bd. I, S. 325.
H. R o g e r , Recherches cliniques sur quelques nouveaux signes fournis par la percussion et sur le son tympanique dans les épanchements liquides de la plévre Arch. génér. de méd. 1852.
A. R o s a s , Über die Quellen des heutigen ärztlichen Misbehagens und die Mittel, um demselben wirksam zu steuern. Med. Jahrb. di. k. k. österr. Staates. Bd. 40, 1842.
J. S a u e r , Doctrina de Percussione et Auscultatione quam juxta principia celeberrimi Dr. Skoda concinnavit. Vindobonae 1842.
L. S o n d e r e g g e r in seiner Selbstbiographie und seinen Briefen. Herausgegeben von E. Haffter. Frauenfeld 1898.
H. v. S c h r ö t t e r, Briefe von Josef Skoda. Wiener med. Wochenschr. 1912, Nr. 1.

H. v. Schrötter, Ein Brief von Josef Skoda. Wr. klin. Wochenschr. 1923, S. 278.
— Ein Brief von Josef Skoda. Arch. f. Geschichte der Medizin, Bd. 14, 1923, S. 179.
L. v. Schrötter, Gedenkrede auf J. Skoda. Wiener med. Blätter 1883, S. 739.
— Josef Skoda, Wiener klin. Wochenschr. 1905. S. 1315.
Skoda, Ein Brief von. Wiener Archiv für innere Medizin. Bd. 6, 1923. S. 3.
M. Sternberg, Die Terminologie der Herzaktion vor Skoda. Zeitschrift für klinische Medizin. Bd. 62, 1907, S. 401.
Wiener medizinische Blätter 1881, S. 745.
Wiener medizinische Presse 1881, S. 809. (Sektionsbefund Skodas.)
Wiener medizinische Wochenschrift 1871, S. 812.
— 1881, S. 716.
C. A. Wunderlich, Wien und Paris. Stuttgart 1841.
— Handbuch der Pathologie und Therapie. 2. Aufl., Bd. III, Stuttgart 1856, S. 162.
C. v. Wurzbach, Biographisches Lexikon des Kaisertums Österreich. Bd. 35, S. 66.
J. v. Zlatarovich, Geschichte des epidemischen Katarrhs (Influenza, Grippe), welcher im Frühjahr 1833 in Wien grassierte, und über sein Verhältnis zum stationären Genius der Krankheiten. Wien 1834.
Th. Zocan, Aphorismi de signis acusticis dubiis. Vindobonae 1841.
A. Zwierzina, Dissertat. inaugural. med. de auscultatione et percussione. Viennae 1843.

NAMENSVERZEICHNIS

Alt, Rudolf 71
Andral 14, 27, 76
Aran 68
Arlt 70
Auenbrugger 6, 16, 17, 43

Bach 65
Baillie 4
Baumgartner 13
Bischoff 13
Blacas, Duc de 32
Boerhave 45, 46
Bolzano 5
Bougon 32
Bouillaud 28, 40
Braumüller 26
Briquet 28
Broussais 29
Brown 29
Büchner 50
Burdach 24

Caelius Aurelianus 43
Cannstadt 37, 77
Casper 31
Chiari 69
Corrigan 28
Corvisart 16, 17, 19

Dietl 48, 52
Dittrich 21
Dlouhy 63
Dobler 22

Drasche 62, 69, 71, 72, 73
Dražić 37

Endlicher 55, 64
Erzherzog Franz Karl 32
Erzherzog Ludwig 56

Fesl 5
Fichte 10
Filhos 28
Forbes 16

Gaal 39, 55
Galenus 46, 48
Gaul 73
Gerold 57
Gietl 51
Gorup-Besanez 51
Gröschl 40
Günzburg 40
Gutbrod 20

Hahnemann 48
Hamernjk 21
Hartmann 6
Hebra 11, 36, 37, 60, 77, 79
Heidler 38, 40
Helm 53, 56, 65
Helmholtz 30, 52
Hildenbrand, Franz Xaver 6, 7, 8, 11, 29, 38
Hildenbrand, Johann Valentin 6
Hope 24

Hornung 53, 54
Hufeland 30
Jaksch 21
Kaiser Ferdinand I. 35, 59
Kaiser Franz I. 5
Kaiser Franz Josef I. 37, 67
Kaiserin Elisabeth 67
Kant 10, 58, 72
Katona 21
Klein 59, 60
Klob 65
Körner 63, 79
Kolisko 33, 76
Kolletschka 14, 23, 71
Kolowrat, Graf 35, 56
Kumar 67
Kussmaul 11, 27, 40, 45, 52

Laennec 6, 16, 17, 19, 21, 26, 27, 40
Latham 27
Leidesdorf 65, 72
Lippich 38, 39, 53
Loebl 36, 37, 38, 44, 63, 67, 76, 77
Lorinser 6, 16
Lotze 49

Mach 58
Malfatti 32
Markham 68
Marouschek 33
Mayer, Julius Robert 49
Meckel 14
Menich 37
Mösle 26
Morgagni 14

Nadherny 56
Nasse 57
Neuburger 46, 72
Niemeyer, F. 41
Niemeyer, P. 41, 43, 68
Nothnagel 43

Oppolzer 21, 53, 54, 56, 58
Ostwald 75, 76

Pfrang 37
Philipp 31, 37
Piorry 16, 19, 21, 22, 40

Quitzmann 53

Raimann, Johann Anton 38, 53, 54
Raimann, Johann Nepomuk v. 5
    29, 38, 54, 55
Rasori 29
Ratter 18, 25, 37, 71, 73
Rembold, Leopold 5, 63
Rembold, Otto 63, 77
Reynaud 16
Richter 63
Riolan 33
Röll 64
Roger 67
Rokitansky, Karl 14, 15, 17, 36, 44,
    51, 52, 56, 58, 66
Rokitansky, Prokop 63
Rosas 53, 55

Sauer 40, 53
Schelling 10
Schrötter, Leopold v. 32, 63, 69,
    73, 75, 77, 79
Schroff 38, 53, 54
Schuh 18, 20, 33, 34, 36, 37, 50, 79
Semmelweis 59, 60
Sénac 33
Skodas Eltern 12, 53
Skoda, Franz 12, 13, 14, 35, 56, 73
Skoda, Johann 12, 53
Spinoza 46
Sterz, Karl 35
Sterz sen. 35
Stifft 5, 6
Stokes 16, 43
Stoll 7
Suess 65
Sydenham 7

Tendler 21
Tigerstedt 75

Tölteny 55
Türkheim 31, 32, 33, 54, 55

Vaihinger 58
Van Swieten 33, 46
Verson 53
Virchow 15, 56

Wawruch 35

Well 54, 55
Wertheimber 64
Wirer 32
Wunderlich 28, 30, 38, 44

Zehetmayer 39
Zlatarovich 8
Zocan 39
Zwierzina 39

INHALT

	Seite
Die medizinische Klinik in Wien um 1830	5
Skodas Jugend- und Lehrjahre. — Seine Familie. — Der Einfluß Rokitanskys	12
Skoda als Autodidakt und Forscher	15
Die erste Arbeit über die Perkussion	18
Weitere Arbeiten. — Ein Konkurrent	20
Inoffizielle Lehrtätigkeit	21
Vertiefung in das Herzproblem	23
Skoda als Armenarzt	25
Die Monographie	26
Eindruck auf die Zeitgenossen	29
Ludwig von Türkheim. — Die Abteilung für Brustkranke	31
Neue Bewerbungen und neue Schwierigkeiten	34
Skoda als Primararzt. — Seine Schüler	36
Skodas diagnostische Methode	40
Die Skepsis und der therapeutische Nihilismus	45
Bewerbung um die Lehrkanzel in Wien	52
Die Antrittsrede. — Antrag auf Errichtung einer zweiten Klinik	57
Akademie der Wissenschaften. — Eintreten für Semmelweis	59
Skoda als klinischer Vorstand und Lehrer	61
In der Gesellschaft der Ärzte	64
Beweise allgemeiner Anerkennung	66
Rücktritt vom Lehramte. — Tod	68
Sektionsbefund	69
Trauerkundgebungen	70
Privatleben und Charakter	71
Äußeres	73
Rückblick	75
Bibliographie	78
Originalarbeiten Skodas	79
Klinische Vorträge Skodas	82
Arbeiten unter dem Einflusse Skodas, insbesondere aus seiner Abteilung und Klinik	83
Aus der Abteilung Skodas von Ferdinand Hebra	84
Material zur Biographie	86
Namensverzeichnis	89

VERLAG VON JULIUS SPRINGER IN BERLIN W 9

ÄRZTE-MEMOIREN
AUS VIER JAHRHUNDERTEN

HERAUSGEGEBEN VON

Dr. med. ERICH EBSTEIN

Leipzig

Mit 24 Bildnissen und Bibliographie
1923. Gebunden 2·40 Dollar

... Diese Memoiren erschließen einen Einblick in die Psyche ihrer Verfasser, großer und weniger großer, aber fast immer sympathischer Geister, lassen uns an vielen Fragen unseres Berufslebens in der Vergangenheit teilnehmen, die heute kein bißchen weniger aktuell sind wie damals, an dem Ringen jener Ärzte um Existenz und Vorwärtskommen, an Förderung und Hemmung durch Protektion und Intrige, an ihrer praktischen Arbeit, an den Gedankengängen des wissenschaftlichen Forschers, an der Art des Unterrichts, an ihren Reisen und Mußestunden, an ihrem Familienleben, an ihrem geselligen Verkehr und ihren freundschaftlichen Beziehungen ... Der Weg geht von Paracelsus zu Ehrlich. Ebstein hat eine vortreffliche Auswahl getroffen, den reichen Inhalt durch ein zuverlässiges Register und genaue Literaturangaben bequem zugänglich gemacht und ein gutes Vorwort über den Wert der Autobiographie dazu geschrieben. Die Ausstattung durch den Verlag ist vorzüglich, die Bildnisbeigabe besonders wertvoll. Referent kann das Werk weitesten Ärzte- und Laienkreisen nur warm empfehlen. „Klinische Wochenschrift."

ÄRZTE-BRIEFE
AUS VIER JAHRHUNDERTEN

HERAUSGEGEBEN VON

Dr. med. ERICH EBSTEIN

Leipzig

Mit Bildern und Schriftproben. 1920. 1·30 Dollar; gebunden 1·70 Dollar

... Goethes Wort: „Briefe sind soviel wert, weil sie das Unmittelbare des Daseins aufbewahren", zeigt in diesen Briefen wieder seine unvergängliche Wahrheit. Keine noch so gut geschriebene Geschichte der Medizin könnte die Plastik der Darstellung erreichen, die diese Briefe bieten, und die Fülle der Anregungen ersetzen, die ihnen entströmen.

„Medizinisches Korrespondenzblatt für Württemberg."

VERLAG VON JULIUS SPRINGER IN WIEN VI.

MEISTER DER HEILKUNDE

Herausgegeben von Dr. **Max Neuburger**

o. ö. Professor an der Universität Wien

RUDOLF VIRCHOW
von
Geh. Med.-Rat Prof. Dr. Carl Posner, Berlin

PAUL EHRLICH
von
Professor Dr. Adolf Lazarus, Berlin

EMIL DU BOIS-REYMOND
von
Professor Dr. Heinrich Boruttau, Berlin

THEODOR BILLROTH
von
Hofrat Dr. Robert Gersuny, Wien

ROBERT KOCH
von
Min.-Dir. Prof. Dr. Martin Kirchner, Berlin

JOSEF SKODA
von
Maximilian Sternberg

Hermann Nothnagel. Leben und Wirken eines deutschen Klinikers. Von Professor Dr. **Max Neuburger**, Wien. Mit 3 Bildern und 1 Faksimile. 1922.
120.000 Kronen, 1·70 Dollar

Die Wiener medizinische Schule im Vormärz. Von Professor Dr. **Max Neuburger**, Wien. Mit 6 Bildnissen. 1921.
45.000 K, 0·60 Dollar; geb. 60.000 Kronen, 0·85 Dollar

MIX
Papier aus verantwortungsvollen Quellen
Paper from responsible sources
FSC® C105338

If you have any concerns about our products,
you can contact us on
ProductSafety@springernature.com

In case Publisher is established outside the EU,
the EU authorized representative is:
**Springer Nature Customer Service Center GmbH
Europaplatz 3, 69115 Heidelberg, Germany**

Printed by Libri Plureos GmbH
in Hamburg, Germany